12日間で
美痩体型になる
ダイエットの本

中村啓紀 著

セルバ出版

はじめに

本書は、その名のとおり、「12日間で痩せるダイエット」の本です。

あなたは、おそらく、この「12日間」という言葉に惹かれて本書を手に取ってくださったことでしょう。

このダイエットにチャレンジする方が、「12日間」と聞いたときの反応は、様々です。

「12日間で本当に痩せられるの？」

「こんな短期ということは、めちゃくちゃしんどいダイエットなんじゃないだろうか」

「12日間なら自分にもできそうだけど……」

ほとんどの方が、疑問を抱えています。タイトルを聞いただけでは、すぐ始めてみようとは思いません。12日間の全貌がまったく見えてこないからです。

私も同じでした。これまで、いくつものダイエットにチャレンジしましたが、短期のもので大きな効果の出るものは数少なかったからです。

しかし、実際にやってみて、また多くの方に実践してもらって確信しました。これほど無理なく、平穏な心を保ちながら、誰でも痩せられるダイエットはないと……。

本書では、まず、第1章で、12日間ダイエットの概要や特徴をお伝えしていきます。

ここで最初に抱いた疑問が解消され、イメージが固まってくることでしょう。

そして、第2章では、実際に行っていく上でのポイントや使用するアイテムを紹介します。

さらに、第3章では、実際にある方に挑戦してもらい、レポートしてもらっています。いきなり実践的なことを知りたい方は、この第3章から読んでいただいてもいいですね！

第4章は、ダイエットをする上で知っておきたいメンタルケア術をまとめました。いくつものダイエットに挑戦しては玉砕してきた私の経験に基づいた精神論です。

最後の第5章は、ダイエットの効果をより加速させるためのアイデアを詰め込んでいます。

12日間ダイエットは、私がこれまで試してきたダイエットたちの中でも、究極のダイエットだと思います。

そのすごさ、やりやすさ、ダイエット後も体重を維持していられる完成したメカニズム、本書を通じて感じ取ってください。

そして、ぜひ、実践いただいて、理想の体重を手に入れ、健康で充実した生活を送れるあなたへと変身してください。

２０１８年2月

中村　啓紀

12日間で美瘦体型になるダイエットの本　目次

第4章　より効果を上げるためのメンタルケア

第5章　体を太らせないコツ

第1章　12日間で痩せるって本当？

初日から3㎏落ちることも

痩せるだけのダイエットならいくらでもある

12日間ダイエットをしてまず驚くのは、初日から劇的な効果を感じられる点でしょう。

実践的なダイエットは、効果が出るのはスタートしてから早くても半月や1か月かかるものがほとんど。長期的なスパンで見なければならず、なかなか減らない体重にもどかしい思いを抱いてしまいがちです。

その点、12日間ダイエットは、いきなり結果が出るので、あっさりと達成感を味わうことができます。体重計に乗るのが楽しみになるくらいです。

初日から、いきなり3㎏も落ちた方がいらっしゃいます。

その効果だけを聞くと、何やら怪しいことをするダイエットにも思えるでしょう。

私も、初めてこのダイエット法を知ったときは、「本当かよ」と耳を疑ったものでした。「体重が激変する変な薬でも飲まされるんじゃないか」と…。……。

私自身、これまでたくさんのダイエットにチャレンジした経験があります。その中には、いいものも悪いものもありました。そして、1つの傾向として感じたことは、短期間を謳うダイエットほど、健康のリスクが高いということ。かなり無理をするダイエットが多い印象でした。

したがって、12日間ダイエットには、当初、かなりの警戒心を抱いたものです。とはいえ、ダイエットと聞いたら何でもチャレンジするのがモットーだったので、私は、早速、夫婦で試してみたのでした。

実践した結果……12日間で５kg落とすことに成功しました！

そのやり方と効果は確かに素晴らしいものでしたが、私はここで安心しませんでした。

このくらいの効果が得られるダイエットはごまんとある。問題はここから。

実践後も体重が元に戻らないダイエットこそ、真の素晴らしいダイエットなのです。

リバウンドがなかった！

12日間ダイエット実践から１か月が経ち、３か月が経ち、半年が経ち……。

驚くことに、体重は全く増えなかったのです！

厳密には、ちょっと増えることはあっても、12日間ダイエットで学んだことを意識することで、すぐ減らすことができたのです。

短期間のダイエットにありがちなリバウンドに見舞われることはありませんでした。「これはスゴいダイエットに出会ったぞ」というのが私の正直な感想でした。

なぜ、短期間のダイエットがリバウンドしやすいかというと、実践後の痩せた体が、現状になじみきれていないためにあります。

これは、人間が元来有している「ホメオスタシス」によるものと言われていて、減った分の体重を、体内でいろいろやり繰りして、取り戻そうとしてしまうからだそうです。

また、短期間のダイエットは、絶食系のようないわゆる突貫工事ダイエットが多いため、我慢尽くしのダイエットが終わった後、開放感で大量に飲み食いしてしまいがちです。この不摂生で体重があっという間に戻ってしまう人も多いようで、実は私もかつてはその1人でした。

これら身体的もしくは心理的な要因によるリバウンドがない、それが12日間ダイエットのすさまじい点でしょう。

なぜ、リバウンドがないのか。その詳細は、これからゆっくりお伝えするとして、まずはそのすごさを知っておいてほしいのです。

まだまだあるぞ、12日間ダイエットのいいところ

12日間ダイエットは、いわば二重の驚きがあります。

スタートから数日で一気に減る驚き。

そして、ダイエット後もほとんど体重が変わらない驚き。

しかし、それらは全く不思議なことではありません。きちんとしたロジックの上で、完成された体重減と維持を体感できるのです。

正しくやれば、誰もが効果を得ることができるはずです。

ぜひ、本書を通して、その正しいやり方をつかんでください。

12間ダイエットのすごさは、単に減ることだけではありません。ほかのダイエットにはなかなかない、素晴らしい特徴がまだまだあります。

第1章は、12日間ダイエットのメリットをさらにお伝えしていく章になります。

「とにかく、今すぐやり方を知りたい！」という方は、この章のこの後はひとまず後回しにして、早速、第2章以降へ進んでくださいね。

12日間ダイエットの実践方法が詳細に書かれています。

好きなもの食べてＯＫ！（ただし12日間中の7日間）

アルコールもＯＫ

12日間ダイエットを知ったとき、ありとあらゆる減量法を試してきた私にとっていちばんの朗報だったのが、「好きなものを食べてもいい」という点でした。

ダイエットに食事制限はつきもの。中には、１日中何も食べてはいけない絶食系の厳しいものもあります。

最近では、糖質を制限したものも主流になってきました。ご飯や麺などの主食、炭水化物を我慢するダイエットですね。

しかし、正直なところ、このような食事を徹底的にコントロールされたダイエットに挑戦すると、日に日に食への欲望が増し、食べられないということへのフラストレーションが溜まっていくものです。

しかも、それが3か月という長期のダイエットだと、全体の半分を過ぎた頃には、ご飯をお腹いっぱい食べたくて、気がおかしくなってしまいそうになります。

12日間ダイエットも、減量へのチャレンジですから、当然食事制限はあります。

しかし、それは、12日間のうちのせいぜい5日間ほど。

厳密にいうと、開始直後の3日間と、終了間際の2日間は、食事の制限がつきます。

つまり、間の7日間は、1食ですが、好きなものを食べていいのです。

アルコールも大丈夫。ただし、ビール・日本酒・紹興酒類は、食欲を促進してしまうのでNG。ワインやサワー、焼酎などをたしなみましょう。

また、最初と最後の5日間は、食事に制限があるといっても、何も食べてはいけないというわけではありません。指定されているものを摂取することで、栄養を十分に取り入れつつ、一気に体重を落とします。

間の7日間は、減った体重に体を慣らしていく期間になります。この期間は、体重が極端に減ることはありません。じわじわ上下します。

先ほどの「ホメオスタシス」には、ここで活躍してもらいます。減った体重が正常であることを体に教え込ませる期間ともいえます。

　ダイエット後も体重を維持させる秘訣は、ここにあるといっていいでしょう。

心にやさしいダイエット

　好きなものが食べられる。これだけで、心の負担は相当軽くなります。

　ダイエットとは、基本、しんどいものです。

　逆からいえば、しんどいものほどきちんと効果は出ます。運動しまくったり、ご飯をかなり我慢すれば、当然のように体重は落とせることでしょう。

　しかし、現代人は、そこまでダイエットに集中できるほど暇ではないですし、付合いで飲み食いすることもありますし、たまには苦しさから逃れて楽しいことに熱中したいものです。

　12日間ダイエットを終えた多くの方が、次のような感想を持ちます。

「確かに、最初の３日間は、食事を制限するので多少きつかった……」

「でも、その後からは、自分の好きなものを食べられたから、やる気を失わなかった！」

「最後の２日間の食事制限は、あとちょっとで終わりだ、というハイテンションで乗り越えられた。最初の３日間で経験していたから何ともなかった」

　最初のたった3日間さえ乗り越えられれば、あとは好きなものが食べられる。これは、ダイエットにチャレンジする身に精神的な安らぎを与えてくれることでしょう。

【図表１　12 日間の食事について】

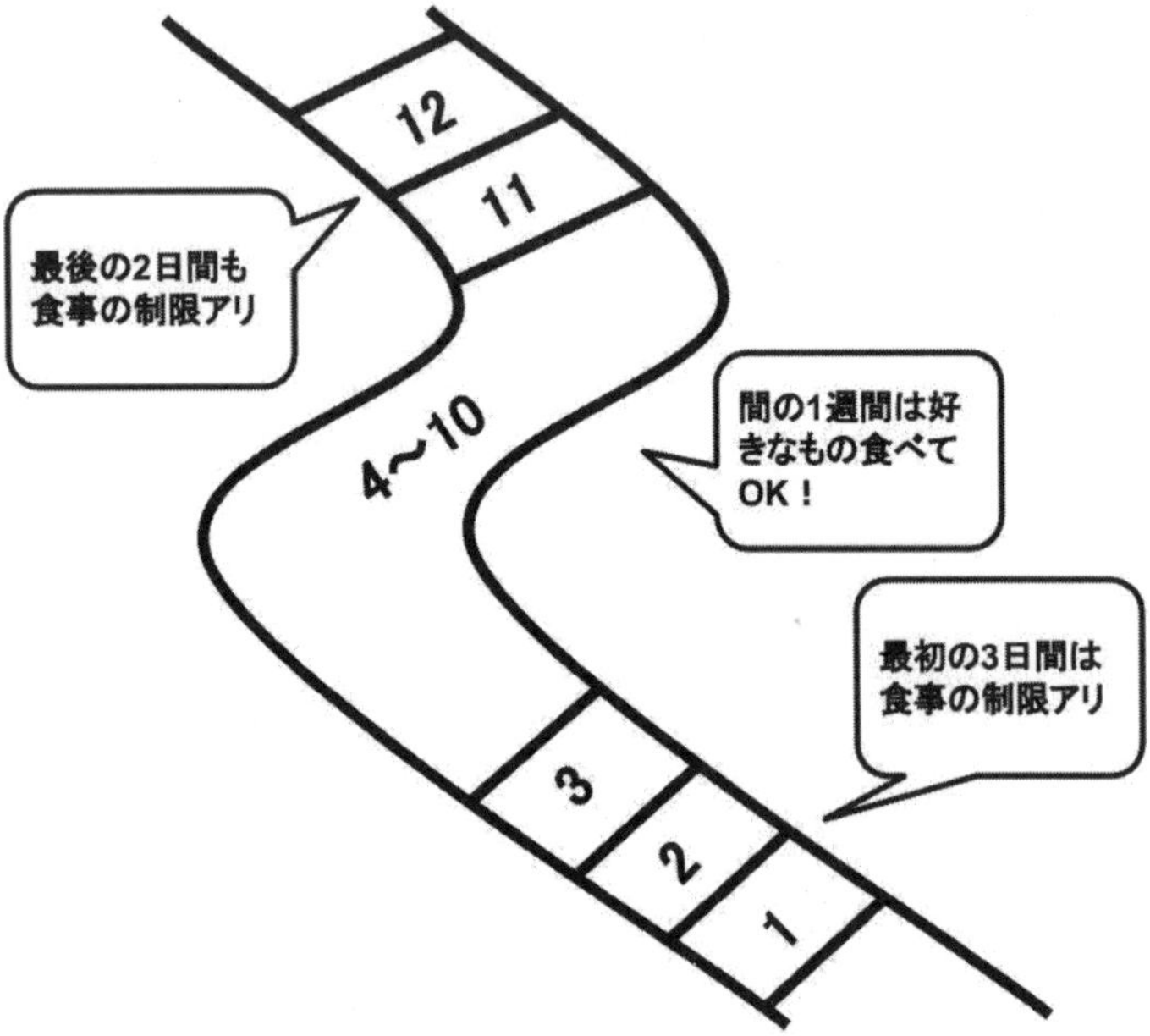

運動はしないでください

無理に筋肉は鍛えません

「好きなものを食べていい」というと、次のような質問が返ってくるかもしれません。

「食べた分、激しい運動をするんじゃないの？」

ダイエット中は、特に「食べる＝体重が増える」という観念が強いですから、増えた分を運動で消費しないといけないという焦りが出てきます。

しかし、その心配はありません。

４日目から10日目までの７日間は、スタート直後の１日目から３日目に一気に減らした体重に、体をなじませる期間と設定されています。

その減った体重が正常なものであると体が認識すれば、食べて体重を一時的に増やしたとしても、体が勝手に調整して正常なところへ戻してくれるのです。

過度な運動をオススメしないのが、12日間ダイエットの特徴でもあります。

激しい運動をすると、筋肉がつきやすくなり、連動して体重も上がったり下がったりを繰り返します。トータルでプラスマイナスゼロか、体が締まったとしても数値上は増えてしまうことさえあるのです。

これは、ダイエットに挑戦している立場からすれば、メンタル面で大きな影響を与えます。「運動しているのに何で体重が減らないんだろう」と。

元来、間の7日間は、体重の減らない期間なのです。また、増えてもいけない期間なのです。状態を維持することが大切なのですから、余計なことをしないのが常套手段になります。

ですから、12日間ダイエットに挑戦する方に、私はあえて言います。

「運動はしないでください」と。

いつもどおりの運動をすればいいだけです。通勤や通学で歩いたり、仕事や家事をこなしたり。日常のルーチンをこなして、体に「今の体重は正常ですよ」と定着させてあげることを意識しましょう。

軽い運動ならむしろしてください

体を鍛えたり、奥歯を噛みしめつらい運動をするタイプではないのが、12日間ダイエットの一風変わったところかもしれませんね。

ただ、運動は、「する必要がない」のであって、「絶対にしてはいけない」と禁止しているわけではありません。趣味で軽くウォーキングしている人ならそれを続けてもよいですし、柔軟を適度にやるのも歓迎です。

筋肉に過度な負担をかけるものでなければ、取り入れることでよりダイエットの相乗効果を発揮することでしょう。

例えば、第5章で紹介するホットヨガといったリラクゼーションや健康促進につながるエクササイズは、12日間ダイエットとの相性バッチリ。時間に余裕があればぜひ併用しましょう。

楽だから続くんです

継続は力

一昔前に、ＤＶＤを見ながら激しいエクササイズを行う短期集中型のダイエットプログラムが一世を風靡しました。

ガタイのいいアメリカ人が、まるで軍隊のような威勢のいい声で激励や叱咤をする映像が話題を集め、テレビやマスコミの影響で日本では売れに売れましたね。

では、実際に、このインパクト絶大だったダイエットの成果はいかほどだったかというと、ほかの数多くあるダイエットと同様、合う人もいれば合わない人もいました。

激しい運動と、あの軍隊のようなノリは、自分を痛めつけるのが好きな体育会系の人であれば大いに効果があるでしょう。

しかし、多くの「きつい運動はしたくない」「楽して痩せたい」という思考のダイエット挑戦者にとっては、あっさり途中で投げ出してしまう程度のダイエットだったのかもしれません。

極論、「痩せたい」という強い思いがあれば、どんなダイエットでも結果を出すことはできるでしょう。

継続は力。やり続ければいかなる願望も成就するものです。

しかし、多くの人たちがそこまで強い意志を持っているわけではありません。いわば、生半可な状態でダイエットにチャレンジするのです。

仕事や家事やお付合いなどなど、他にたくさんのやらなければいけないことがあるのですから、ダイエットにそこまで力を傾けられないのは仕方のないことでしょう。

さらに、はっきり言ってしまえば、「だらしがない」から人は太るのです。

そんなだらしない人が、いきなりきついエクササイズをやってみても、長くは続かないのは当たり前ともいえるでしょう。

ダイエットにおいては、継続することそのものが、大きな力を要するということです。

長期ダイエットはメンタルがやられる

ダイエットを継続するに当たっては、体への過酷なダメージに加えて、精神面との戦いにも常にさらされます。

特に、体重がじわじわと減っていくタイプの長期ダイエットは、毎日が心の葛藤です。

「このまま続けて本当に痩せるのだろうか」

「こんなきつい思いをするくらいなら……」

「いっそここで止めてしまったほうが楽になるのでは！」

私は、これまで長期ダイエットにいくつか挑戦したことがありますが、毎日こんな気持ちと戦っていました。

本当にこれがしんどいのです。うつ状態に近いでしょう。

そして、多くの長期かつ過激なサポートタイプのダイエットは、これらメンタルに対するケアがほとんど用意されていません。自分で乗り越えるしかないのです。

もっと悪いところだと、ダイエット期間終了後のケアもほとんどありません。

リバウンドしようが、健康を害しようが知らんぷり、なんてことも。これはいけません。

「あのつらい期間は一体なんだったの」と唖然とするばかり。絶望に打ちひしがれることになります。

シンプルなのもいい

何をするにしても、楽しむに越したことはありません。

とはいえ、ダイエットですから、どんなものであれ、きつい期間はあります。

でも、どうせきついのなら、なるべく短い時間で済ませたいものですよね。

12日間ダイエットの魅力は何かといえば、やはり、この「きつい期間」が短期間で過ぎ、「楽な期間」

が大部分を占めていることでしょう。

したがって、多くの方が、精神的な負担を持つことなく、最後までやり遂げています。

さて、これまでお伝えしてきたことも踏まえ、12日間ダイエットが楽な理由を改めてまとめておきましょう。

・7日間は好きなものが食べられる
・過度な運動はしなくてよい
・12日間という短期間で結果が出る
・精神的に楽
・管理が簡単

最後に挙げた「管理が簡単」について、詳しくお伝えしておきましょう。

実は、私は、ここが12日間ダイエットの最も優れている点だと考えていて、本書でもこれから何度も登場する要素になります。

12日間ダイエットは、方法や理念そのものが非常にシンプルなのです。したがって、ダイエット期間中も気軽に簡単に行えるのですが、それ以上に嬉しいのが、ダイエットが終わった後も、事あるごとに実践して体重の調整管理ができることなのです。

食生活が乱れてしまい、体重が少し増えてしまったとしても、数日間だけ管理を徹底し、このダイエットの一部を実践すれば、がっつり12日間やらずとも戻すことが可能です。

シンプルなおかげで、その後のケアが簡単に行える、減った体重を長く維持することができる、これは大きなメリットと思います。

12日間ダイエットを終えた人の多くが、ここに驚きと素晴らしさを感じていることでしょう。

全国1万人の実証データ「こんな人がやっています」

10年分の結晶

12日間ダイエットは、２０１７年現在、およそ10年という年月を歩んでいます。

この長さ自体は、あらゆるダイエットの中では歴史の浅いものでしょう。

しかし、やってみた人の数は、他に引けを取りません。

その数およそ1万人。12日間という短い期間だからこそ、たくさんの人が実践し、見事、体重を減らすことに成功しています。

1万人分のデータが集積されているのです。

どういう方が、どういった理由で12日間ダイエットをスタートさせ、結果、どれだけの体重が減ったのか。

これらを知ることで、12日間ダイエットがどういった方により推奨できるかがわかります。

「手っ取り早く痩せたい」「なるべく楽に体重を減らしたい」―　12日間ダイエットに最適な方と

いえば、このような方たちが第一でしょう。

実際、そういった方たちがたくさん挑戦し、見事に体重を減らすことができています。

具体的に例を出しておくと、「2週間後に結婚式があるのに、ウェディングドレスが着れなくなってしまった！」と、切実な「手っ取り早く痩せたい」という思いで、12日間ダイエットを始めた方がいます。

こういった確固とした目標があると、よりダイエットは効果があるものです。この方も無事、結婚式当日は、素敵なウェディング姿を披露することが叶っています。

「健康面も改善したい」という人にも、ぜひ推奨したいですね。

12日間ダイエットは、ただ痩せるだけでなく、体をフレッシュな状態に持っていくことができます。これの詳しいメカニズムは、今後説明していくところです。

絶食して無理やり体重を減らしたりはしないので、ダイエット中に健康を害することはありません。

12日間という短期間で、生活の改善や食生活の見直しを成し遂げ、マイナスな状態だった体質をゼロに、さらにはプラスの健康な状態へと振り切らせて、ダイエットを終えることができます。

痩せただけでなく、健康な体も手にすることができるのが、12日間ダイエットなのです。

かつてダイエットに失敗した人こそやってほしい

ダイエット経験者の方も数多く実践しています。ダイエットを経験したにもかかわらず、またダイエットをするということは、かつてのダイエットは失敗に終わったということでしょう。

そういった経験者からまず受ける質問は決まっています。

「本当に痩せるの？」ではなく「痩せた後どうなの？」です。

ダイエット経験者が気にしているのは、リバウンドです。ダイエット期間中は順調に減らすことができても、終了後に反動してしまうのが、多くのダイエットの悩みの種なわけです。

12日間ダイエットは、他のダイエットに比べ、このリバウンドがほとんどないことはすでにお伝えしました。

これを魅力に感じ、「じゃあもう1回ダイエットしてみようかな」と挑戦する方は多いようです。また、かつては、必勝法として確立されていたダイエットも、時代とともに廃れていくということが多々あります。

これは、ダイエット自体の良し悪しではなく、その方法が時代とマッチしなくなっていったと考えることができるでしょう。

何かと忙しく慌ただしい現代は、一石二鳥にも三鳥にもなるダイエットが求められています。日常生活を送りながら、スピーディにできて、なおかつ健康にも優れたダイエット。これが、今、最もニーズのあるダイエットでしょう。そして、それを十分に満たしているのが、12日間ダイエットです。

シンプルゆえに柔軟に変えていけるのが特徴です。この10年でも、12日間ダイエットは、時代に合わせて改良され、進化し続けています。

忙しい人には忙しい人用の、じっくりやりたい人にはじっくりやりたい用のプランをカスタマイズし提案することができます。

「ダイエットはこうすべし」という堅苦しいルールが少ない点は、現代にまさにフィットしていると思います。

それぞれの環境に最適なダイエットを確立できる点が、12日間ダイエットの強みです。

12日間で体の中を入れ替える

体はさびついている

なぜ、12日間ダイエットは、その後も体重を維持でき、リバウンドを防ぐことができるのでしょうか。

それを説明するためには、まず、ダイエットに挑戦する人の体の状態について考えましょう。

体重を減らしたいということは、体に余計な脂肪、ぜい肉がついているということです。では、この脂肪たちはどこからやって来たのかといえば、当然、口から取り入れた食べものたちということです。余計な食べものをたくさん摂取したから、私たちは太ってしまいます。

私を例にとれば、かつて100kg近くにまで太っていた時期がありました。当時の私といえば、とんかつや唐揚げなどの脂っこいものが大好物。居酒屋が大好きで、お酒と一緒に塩分・油分の多いものをたらふく取り入れていました。

今でも居酒屋好きは変わりませんが、とにかく当時は食べることに病みつきになっていました。太らないわけがないのです。

脂っこい食べものは、体に蓄積されやすい性質があります。食べ過ぎて過剰に摂取した脂質は、肝臓を経由して体へ送り出され、脂肪として溜め込まれていくのです。

これを繰り返していたらどうなるか。

至るところにぜい肉が張りつき、血液はドロドロとなり、巡りの悪い体ができ上がってしまい、私が１００kg近くになったのも当然です。

それは、いわば脂肪や脂質という名の「さび」だらけで、血液やリンパの流れが詰まりやすい状態であり、体の機能が衰えた悪循環で、不健康な体になってしまっていることになります。

体重だけでなく、健康のためにも、一刻も早く体の中をお掃除し、さびを取り除かないといけないのです。

悪いものを出し、よいものを入れる

体の悪循環を正し、全身をリセットしてくれるのが12日間ダイエットです。

激しい運動で余分な脂肪を落とすといったものではなく、まずは「脂肪のつきにくい体」をつくっていくのがこのダイエットの主目的になります。

詳しい方法は第2章に委ねるとして、まず概要をさらっとまとめておくと次のようになります。
・体全体の流れをスムーズにすることで、脂肪の蓄積を防ぐ。
・食欲をコントロールし、食べ過ぎないようにする。
・食事を見直し、体によいものだけを取り入れる。
これらは、決して難しいことでも苦しいことでもありません。普段の生活に自然と取り入れられ、脳と体に無理なく定着させることができます。

体に溜まっていた悪いものを排出して、体によいものだけを取り入れていく。体の中が入れ替わることで、太りにくい体質を形成していきます。

詰まりを解消、いろいろデトックス

ここで1つ注意したいことがあります。

ダイエット期間中は、発汗が多かったり、オナラが出やすかったりなど、体外への排出機能が盛んになります。デトックス運動が活発になっているということですね。

個人差はあるでしょうが、私の場合、寝汗をよくかいていました。また、日中、お腹がコロコロ鳴って、「体の中で何かが戦っているな」という感覚がありました。少し汚い話で恐縮ですが、便意も頻繁になり、プゥっとくさいオナラが出るようになりました。

これらは、体に詰まっていた悪いものたちが追い出され、体がきれいになって、体質が変わっていく証といえるでしょう。

オナラが出やすくなったり、お腹の活動が活発になってトイレに行く回数が増えるのは、少々困りものですが……太りにくい体がつくられるためならと、我慢していただきたいところです。

年齢なんて関係ないんだ

84歳女性も５kg減

年をとっている人ほど体重が減りにくいことは、よく言われていることです。これは、年齢とともに代謝が悪くなるためであり、人体の性質上仕方のないことです。

当然、ダイエットも、年配の人ほど結果が出づらい傾向にあります。

しかし、これは、私も実際に多くの方に実践していただいてわかったことですが、12日間ダイエットの場合、年齢に関係なく、どの方も一定以上の結果を出すことができています。

この事実には、推奨し広めている私自身、驚いています。

1例を出しておくと、84歳の女性の方でも痩せることに成功しています。

「84歳でダイエット？　危険じゃないの？」と思われるかもしれませんが、この方の場合、ダイエットの動機が特殊です。

この方は、肩の痛みを抱えていて、知人の治療院に通っているのですが、自宅が山の上にあり、帰りはおよそ30分かけて坂をえっちらおっちら登らないといけませんでした。

これがかなりの重労働で、肩の痛みが治る前に足腰がダメになって、通うことすらままならなくなってしまうのではないかというほどでした。

しかし、今さら自宅を引っ越すこともできない身。それならば自分の体を軽くしようというのが、12日間ダイエットに挑戦したきっかけだったのです。

この女性は、ダイエット初挑戦でしたが、見事に12日間を乗り切り、64kgだった体重を59kgに減らすことができました。

ウエストが5センチ縮まり、顔がスッキリと細くなり、昔の服が着られるようになったそうです。

周りに、「具合が悪いの？」と心配されるくらいだそうですが、ご高齢で急に見た目が変わったらそう思われるのも無理はないかもしれません。

今でも元気よく、身軽になった体で自宅と町を往復されています。

こんなダイエットはなかった

12日間ダイエットは、年齢は「全く関係ない」とは断言できませんが、年齢による「個人差が少ない」ことに間違いはありません。

私も、これまでけっこうダイエットを試してきましたが、これほど年齢に左右されないダイエットはなかったと思います。70代、80代の方も、30代の若い人と同じように結果を出せる奇跡のダイエットです。

要するに、このダイエットは、痩せるための運動や食事制限をするものではなく、痩せるために体を整えることをスタートラインとしています。すなわちそれは、代謝をよくしているに他なりません。

代謝をよくしているのですから、年齢に関係なく結果を出せるのもうなずけるというわけです。

「自分はもう年だから」と諦めるのではなく、代謝をよくし、いわば若返りにも一役買ってくれる12日間ダイエットをぜひやってみてほしいのです。

ほかのダイエットとの違い

多くのダイエットは人を選ぶ

ここでは、12日間ダイエットとほかのダイエットを比較し、どういった違いがあるかをお伝えします。

ここまでも何度か書いているとおり、いくつものダイエットを試してきた私から言えることとして、世に確立されているほとんどのダイエットは、きちんと実践すれば結果を出すことができます。

しかし、どんなことでもそうですが、向き不向きは必ずあります。

現在、流行っているのは、「低糖質（糖質制限）ダイエット」です。

その名のとおり、糖質をなるべく摂取しないダイエットで、ご飯や麺やパンといった炭水化物は原則ＮＧ、そのほかお酒や果物なども制限されます。かなり食事制限の厳しいダイエットです。しかも、これを徹底して行わないといけません。

私の周りにもやっている人がいるのですが、正直なところ、人を選ぶダイエットかなと思います。毎日の食事を楽しみにしている人にとっては、拷問そのもの（ましてご飯や麺好きは絶対無理！）ですし、付合いでよく外食する人は、理論的に不可能ということになります。

低糖質ダイエットは、効果が出る（続けられる）人と効果が出ない（続けられない）人の差が激しいダイエットではないか、というのが私の感じるところです。

サプリメントは使いません

12日間ダイエットは、健康や美容にも大きく貢献してくれるダイエット法です。

同じように健康や美容にもいいといわれる方法に、サプリメントを使ったダイエットがあります。余計なものを摂取することなく、必要な栄養分だけを体に入れられるのがサプリメントのよいところですよね。

実は、12日間ダイエットもサプリメントを取り入れていた時期があったそうです。私が存在を知る前の話です。

ただ、いくつも試行を重ねてきた結果、サプリメントは健康にはよいものの、体重の落ち方に関しては比較的緩やかであることがわかりました。ダイエット効果が出るまでに時間がかかるので、途中で投げ出してしまう人もいたりします。

また、事あるごとにサプリメントを仕入れるのはわりと億劫な話で、しかも毎度お金がかかるのも、多くの方にとっては取っつきづらいダイエットになります。

これは、次章以降の実践編で詳しくお話することですが、12日間ダイエットでサプリメントに代わって使用するのはスムージーです。こちらのほうが、健康にいい上、体重の落ち方も優れていることがデータとして出ています。

ファスティングとの違い

12日間ダイエットについて説明すると、ダイエット経験豊富な方から「ファスティングに似ていますね」と言われることがあります。

ファスティングとは、いわゆる断食。といっても、その名のとおり何も食べないのではなく、酵素ドリンクと呼ばれるものを取り入れます。

この酵素ドリンク生活を、ファスティングの種類にもよりますが、１週間や半月など続けます。

私もファスティングをやったことがあります。酵素ドリンクだけで6日間ほどしのいだのですが、何も食べられないのは肉体的にも精神的にもかなりしんどかったです。

結局、断食期間から解放された瞬間にバカ食いしてしまい……すぐリバウンドしてしまいました。
元来、食べるのが大好きで、太りやすい体質の私には向いていない方法だったのだと思っています。

「しんどい」が少ないダイエット

12日間ダイエットも、この断食に近い食事制限の期間がありますが、ファスティングほど長期ではありません。

どんなダイエットでも、「しんどい」と感じてしまう瞬間はあると思います。そう思う瞬間がいかに少なくて済むかが、長く続けられるかどうか、そして終わった後もリバウンドしにくいかにかかってくるのでしょう。

その点では、12日間ダイエットはいいものだと思います。すでに述べているとおり、好きなものを飲み食いできる期間はありますし、期間も短いですし、続けるのが楽なのです。

12日間ダイエットとほかのダイエットとの違いは、やはりここにあるということです。

そもそもなんで12日間？

お答えします

「なぜ12日間なのですか」という質問はよく受けます。

実際のところをお答えしておくと、科学的な確かな根拠はありません。いわば経験によってはじき出された答といえます。

これまでこのダイエット法は、１か月を越えるプランや半月のプランなど、いろいろな日数で試されてきました。

その試行錯誤の結果、「12日間が最も効率がいい！」という結論に達したのです。

12日間ダイエットは、体に大きな負担を与える類のものではないですから、長くやればやるほど効果はあるでしょう（もちろん、どこかのタイミングでこれ以上減らないという際限には達するでしょうが）。

しかし、これまでも書いているとおり、気持ちが持続できないのです。多くのダイエットがそうですが、30日くらいになると疲れを感じ、倦怠期が訪れます。

逆に、短くても瞬発的な効果はあります。しかし、ホメオスタシスの影響で、短時間だとすぐに体が元に戻ってしまうのです。減った体重に体を慣らしていく時間は欠かせないということですね。

長いと心がもたず、短いと体が受けつけない。心身のバランスを加味していった結果、12日間が最適だったのです。

リトライは12日間でなくてＯＫ

つまるところ、12日間そのものに大きな意味はありません。「絶対に12日間やらないとダメ！」

【図表2　他のダイエット法との比較】

【30日以上の長期ダイエットの不安点】
・気持ちが疲弊しやすい
・どこかで頭打ちになり、体重変化がなくなりダレてしまいやすい
・最悪、途中リタイアをしてしまうことも

【5日以下の短期ダイエットの不安点】
・短期間で一気に落とすと、体がついていけないことが多く、体調を崩しやすい
・ダイエット後にすぐ体重が戻ってしまうことも

【12日間ダイエットなら】
・気持ちがダレることなく続けられるちょうどいい日数
・体が安定しやすく、ダイエット後にリバウンドしにくい

というものではないのです。

ただ、初めてやるときは、12日間を推奨します。

12日間は、いわば習慣づけるためのトライアル期間であり、体や脳に馴染ませる必要があるからです。

再現のしやすさも、12日間ダイエットのいいところです。

ダイエット期間が完了した後も、日々の生活の中で12日間ダイエットで定着させた意識を活かすことができますし、ちょっと体重が気になってきた際には、気軽にリトライすることができるからです。

しかも、このリトライは、12日間みっちりやる必要はありません。12日間ダイエットを1度クリアすれば要領がつかめますし、体質が変化しているおかげで体重のコントロール

がしやすいのです。

また、12日間ダイエットは、様々なダイエット術をひとまとめにしたパッケージみたいなもので、リトライ時はすべてを同時にやる必要もありません。

全体のうちのほんの一部をやるだけでも体重は元に戻せます。例えば、１日だけ食事制限をするだけでも効果はあります。

自分の生活スタイルに合わせて、取捨選択と工夫を凝らして実践すれば、期待どおりの結果が得られます。

これは、12日間ダイエットを終えた多くの人たちにとって、大きな喜びと助けになっています。

治療家の私がダイエットを推奨するワケ

健康と体重は強く結びついている

私は、治療院を開いて、痛みや凝りを抱えている患者さんの治療に日々当たっています。施術家、治療家と呼ばれる分野に属していることになります。

そんな私が、なぜ12日間ダイエットを広めようとしているのか。

簡単な話で、よく患者さんから相談を受けるからです。体のむくみを取りたいとか、体重が仕事の邪魔をしているとか、もっと見映えのいい体つきにしたいとか、治療中の雑談でそんな類の悩みを打ち明けられます。

そういった方のお役に立ちたいから、私もダイエットについて積極的に勉強し、知識と経験を重ねてきています。

また、治療の観点においても、体重を適正なところに持っていくことは、大きな価値があります。体重が多いせいで体に負担を与え過ぎ、痛みや凝りをつくってしまうことはよくある話です。食べ過ぎ、飲み過ぎで内臓や神経に悪影響を及ぼしてしまっている方もいます。病院通いの一歩手前で治療院へ駆け込んでくる方もいらっしゃいます。

施術によってできるだけ患部の悩みを取り除いてあげますが、手技だけでは限界があります。生活面や体質面など、根本からの治療を行わないと、また悩みが発生してしまうからです。

これは、治療家のポリシーとしても悔しいところがあります。「何としても患者さんを救いたい」という使命感を抱かずにいられません。

このような慢性的な悩みを抱えている方たちを救うためにも、ダイエットは必要だと私は考えています。体重を減らすというシンプルな目標を打ち立て、そのために様々な方法を模索することが、永い健康を引き寄せてくれるはずです。

ですから、手技などの直接的な治療の一方で、根本の治療に当たれる12日間ダイエットをこれまで紹介してきています。

これが効果覿面で、病気をしなくなり、痛みもなくなり、治療院へ通う必要がなくなった方をたくさん輩出することができました。

健康を維持する上で、体重の調整が大切なのだとつくづく感じています。

「太っていることはよくないことだ」

「太っていることが不調を引き寄せているんだ」

と自覚して、正しいケア、正しいダイエットを行うことが人生の大きな財産となることでしょう。

かつて私はデブでした

治療家の１人としてのスタンスから、ダイエットを推奨する理由を話しましたが、実はもう一方の理由もあります。

ここからは私の過去の開示であり、12日間ダイエットの本質とは無関係です。12日間ダイエットのことを逸早く知りたい方は、後回しにして、次章以降を先にご覧になっていただいて結構です。

私が、「根本治療の画期的手法はダイエットにある」と結論づけることができたのは、私自身がかつて太っていたからです。

すでに書いたとおり、かつて１００kg近く体重がありました。現在は、パッと見細身なので、太っていたことを周りに白状するとたいへん驚かれます。

私は、元々よく食べるほうでした。おそらく太りやすい体質でもあると思います。若いうちはなんとかごまかしごかましでプロポーションを保てていましたが、40歳近くになって大きな転機がありました。
37、38歳くらいだったと思います。タバコをやめたのです。
やめた直後から口寂しさを感じるようになり、ついつい間食をするようになってしまいました。

また、タバコをやめたおかげで体調がよくなり、食欲もより旺盛になり、朝昼晩の食事も今まで以上に食べるようになってしまったのです。

当然のように体重はうなぎ上りでした。

1年間で80kgだった体重が95kgに。丸々と出っ張ったお腹がトレードマークとなりました。

当時小学生だった娘につけられた私のニックネームは、「トトロ」。

娘たちにお願いされてタバコをやめたのですが、そのせいで今度はトトロのようなお腹に。さらに心配されるようになってしまいました。

「このままではダメだ」

と感じたのは、そんな娘たちの心配そうな顔を見たことと、おデブな体が邪魔で、仕事でも生活でも思うようなパフォーマンスをあげられなくなったからでした。

さらに、病院で検査を受けたところ、血液がドロドロになっていて、「このままだと死ぬよ」と警告を受けたことが焦りを加速させました。

これは脅しでも何でもなく、数値として出された医学的根拠のある危険性だったのです。

「私がここで倒れてしまったら、治療院や家族に多大な迷惑をかけてしまうぞ……」

絶対に起きてはほしくないことが、ほんのすぐ先の未来で待ち構えていたのです。

そして。40歳手前にして心を入れ換え、ダイエットへとチャレンジするようになったのです。

私がやってきたダイエット法

以来20年弱、ダイエットと名のつくものなら何でも試しました。挑戦したダイエットの数なら、たいていのダイエットマニアに引けを取らないことでしょう。そんなマニアがいるかは知りませんが……。

まずやったのは、テレビショッピングで紹介されていた健康器具たち。見かけたそばから買い漁りました。

これは、かなり当たり外れありましたね。効果があるものでも、続けるのがたいへんだったり、器具が壊れてしまったり。

ジム通いもしました。流行りのマンツーマンレッスンも経験しています。

体を動かすのは好きなので続けられますが……体を動かすとついつい飲み食いもしちゃいますよね。汗を流した後のビール、最高です。

また、トレーニングは、筋肉もついていくので、結局のところ体重そのものにあまり変化はなかったりします。したがって、ダイエットに直結しているのか疑問な部分もありました。モチベーションも自然と下がってしまいます。

ジムやフィットネス系は、健康にいいのは確かですが、私のような「すぐに痩せたい」というタイプがやるには効果が薄い気もします。続けないとすぐ戻ってしまうのも、忙しい自分には微妙なところでした。

すでに書きましたが、ファスティングやサプリメントにも挑戦しました。これらは、かなりの食事制限を強いられるので、食いしん坊な私には超苦痛でした。合わなかったと思います。

1つ私にとって大きな出会いとなったのが、耳つぼダイエット。

食欲が抑えられるツボを刺激しつつ、食事をコントロールしながら痩せるという方法です。

これで私は、4か月間で15kg体重を減らすことができました。

これはいいものだなと感じ、それ以来周りにすすめてきました。ただし、このダイエットの悩みどころとしては、3か月規模の長期に渡るダイエットだったのです。

やる気と根気、継続力が不可欠でした。私はやれましたが、やはり向き不向きあって、途中で断念してしまう方もいらっしゃいましたね。

このように、それぞれのダイエットは、どれも効果自体はちゃんとありましたし、よいものなのだと思います。ただ一方で、弱点を抱えている面もあったのです。

最大の弱点として、その後の管理の難しさがあります。

耳つぼダイエットで痩せることに成功した私も、その後じわりじわりと体重が増えていってしまいました。いつからか生活習慣も以前のものに戻ってきて、暴飲暴食をよくするようになってしまいました。

気がついたら、体重は80kgを越えて85kgが見えてきて……、またトトロに戻りかけていたのです。

経験を活かして健康のお手伝いを

12日間ダイエットを知ったのは、50代半ばでした。

12日間で痩せられるなんて信じられませんでしたが、今までと同じように、「とりあえずやってみる」の精神で挑戦しました。すると、12日間で５kg落とすことに成功したのです。短期ダイエットにありがちなリバウンドもありませんでした。

しかも、驚いたのが、このダイエットの管理のしやすさでした。その後も不摂生をして１、２kg増えることはよくあったのですが、ちょっとダイエットを意識するだけで、すぐに戻すことができたのです。

「これまでやってきたダイエットたちが抱えていた弱点を見事に克服している！」

トータルで見て、これほど人におすすめできるダイエットはないと確信しました。

この結論は、これまでたくさんのダイエットをやってきた私だからこそ辿り着けるものだと思います。

だからこそ、多くの体重や健康や美容に悩みを抱えている方たちに向けて発信したいと考えています。

1つの使命、「健康な人がたくさんいる世の中にしたい！」という治療家としての野望も携えて、私は今この文章を書いているのです。

次からいよいよ本題です

少々自分語りが過ぎましたが、私の思いを本項目にて伝えた次第です。

次章からは、いよいよ具体的な12日間ダイエットの話に入っていきます。

ご自身のダイエット経験や知識と比較しながら、12日間ダイエットがどういうものであり、ご自身とのマッチング度合いを測ってみてください。

私の経験でいえば、これほど多くの方になじみやすいダイエットはないと感じています。

手軽に痩せる方法を探している方。

これまでダイエットが長続きしなかった方。

楽しく痩せたい方。

健康にも気を遣いたい方。

美容にもよいダイエットをしたい方。

生活習慣を見直しながら痩せたい方。

まだまだ疑問符のついた状態でかまいませんので、最後までお付合いください。

第2章

12日間ダイエットに不可欠なアイデアやアイテムたち

ゼッタイ実践したい簡単だけど大事な3つ

これだけでも効果あり

本章は、いよいよ12日間ダイエットの詳しい方法についてお伝えしていく章になります。

まずは、基本的だけれどなかなか実践できていない、痩せるために絶対必要な3つのアイデアについて話します。

これら3つを意識するだけでも、体重の増加はかなり抑えられるはずです。

体重計に乗る

まず、1つ目は、とにかく体重計にこまめに乗ること。

朝と晩は必ず乗りましょう。

男性の場合は、「面倒だ」と考えがちで、女性の場合は、「気になるけれど乗るのが怖い」存在。それが体重測定なのですが、ダイエットを実践するためには、絶対に習慣づけてほしいのが正直なところです。

ダイエットにおいて、現実の把握は欠かせません。

そして、感覚をつかむのです。客観的な数値と自分の行動履歴を照らし合わせ、これをしたから太ったんだ、あれをしたから減ったんだと、反省と対策とパターンを組み立てることでダイエットは成功します。

体重増減に一喜一憂するだけではなく、自分の体質や増減のタイミングを知ることが大切なのです。

「自分のことは自分がよく知っている」と思ってしまいがちですが、じわじわと増えていく体重というのは、気づけないものです。

「気づいたら５kgも太っていた！」と嘆くことになる前に、ほんのちょっとの増加で兆しを知っておけるようになりましょう。

そのためには、朝晩の体重測定は忘れないことです。

長湯する

お湯に長時間浸かることは、健康にとってもダイエットにとっても効果があります。

私たちが推奨している目安は、温めの湯に30分ほど。半身浴でゆったりと汗を流すことが理想です。

発汗によって体重を減らすことも利点ですが、それ以上に大きいのが、体全体の流れが活発になり代謝がよくなることです。

12日間ダイエットは、体の中を入れ替えるダイエットです。悪いものを出さないといけないのですが、血管やリンパ管などを流すための「ホース」が細かったら、入れ換え作業などできるはずがありません。

温浴によってホースを広げ、流れをよくするのが長湯の目的といっていいでしょう。

時間が許すのであれば、ぜひ適度に長湯してほしいです。毎日が無理でも、1週間に1回とか、半月に1回とか、できるだけ実践すること。これの積み重ねで、体の循環クオリティを上げることができます。

食生活を見直す

あれを食べるな、これを食べるなと、我慢をさせるわけではありません。

自分が何をどれだけ食べたのか、定期的に気を遣ってあげてほしいのです。

当然の話ですが、食べ過ぎたら太ります。そして、食べ過ぎた理由は、自分自身がよくわかっているはずです。

「体重がちょっと増えたな。きょうは量を控えよう」

「しばらく付合いで外食するから、炭水化物は抑えめにしよう」

ほんのちょっとの意識を持つだけで、増えた体重は少しずつでも戻っていくものです。

体重計を乗る癖をつけることで、食生活の見直しが簡単にできるので、ぜひセットで実践してください。

体をお掃除する「スムージー」

流行はきついものからやさしいものへ

ダイエットにも流行り廃りがあります。

少し前は激しい運動で痩せるものが流行っていましたが、最近はゆるめの運動で体重を落としていくものが市民権を得るようになってきました。

きつく激しい運動は、確かに劇的なダイエット効果があるでしょうが、これを継続させていくのもきついものです。

時代が進むにつれ、ダイエットへの考え方はシフトして、ゆるやかでも長く続けて良好な体重をキープできる方法に注目が集まっています。

加えて、健康にも優れているのが主流です。スリムアップとヘルスケアの両立が求められているということですね。

ここでは、流行り廃りの観点で述べてきましたが、これがダイエットの本意であると私は考えています。

体と心にゆとりを持ちながら健康的に痩せられる、やさしいダイエットが最良であることは疑いの余地なしでしょう。

内側を休ませ、排出のお手伝い

前置きが長くなりましたが、やさしいダイエットの代表として定着しつつあるのが、スムージーです。

果物や野菜を一緒にミキサーで液体状にして飲む。これが、不足しがちな栄養が摂れてダイエットにも健康にもいいと、まずはセレブの間で評判となり、多くの人にシェアされ、新しいダイエット健康法として広まっています。

第1章でもお話した「体内の悪いものを出す」作用をもたらしてくれるのがこのスムージーです。

なぜスムージーがよいのか。普通に野菜や食べものを摂ればいいだけの話ではないか。

確かに、それでも構わないのですが、そのままだとかさ張る上、同時に何種類も摂るのは面倒でもあります。

また、野菜は、調理することで油や余計な調味料も加わることになります。生野菜だとしても、ドレッシングを使うと、これもやはりダイエットの天敵なのです。

それであれば、素材だけを1つに集めて飲むのが効率がよいというのが、スムージーの基本的な考えであり、優れた点です。

さらに、液体状なので、胃腸への負担が少ないというのも大きいです。

普段、油っぽいものや消化の悪いものを摂取し続けているため、内臓系は消耗して疲れています。彼らを労って休ませることをスムージーが可能にしてくれます。

加えて、内臓がリフレッシュすることで、体内に溜まった悪いものを排除することにエネルギーを注いでくれます。

スムージーの栄養によって血液サラサラ。余計な脂肪をつくらず、蓄積されていたものを排泄。体内のお掃除をしてくれます。

便通を活発にしてくれるので、便秘になりにくいのも嬉しいですね。

スムージーにオススメの食材

では、具体的に、どんな果物や野菜をスムージーにすべきか。

今では、コンビニやスーパーでも既製品のスムージーがあります。これを1食分として取り入れるだけでもだいぶ違ってくるでしょう。

自作するなら、果物は、キウイやリンゴ、パイナップル、ゆず、スイカやドラゴンフルーツあたりがオススメ。野菜は、ブロッコリーやアロエ、セロリ、モロヘイヤといった定番や、小松菜、トマト、もやし、タマネギ、キノコもいいでしょう。

野菜と果物の割合ですが、果物ばかりにならないよう注意。最初のうちは、果物多めでもいいですが、少しずつ野菜を多くしていきましょう。あとは好みに合わせて調節していきます。

いちいち食材を買い揃えてミキサーにかけるのが面倒であれば、出来合いで済ますのも手。粉末状のものなら水で溶くだけで簡単ですし、日持ちします。余計なものが入っていない、天然の栄養分を取り入れられるものを選びましょう。

牛乳や豆乳で割る人もいますが、ダイエット期間中は極力水にしましょう。余計な栄養を摂らなくて済みます。

痩せるためのポンプを開く「ゲルマ」

ゲルマニウムの効果

本章の冒頭の「必ず実践してほしいこと」において「長湯する」を挙げました。その際にぜひとも併用してほしいのが、ゲルマです。

正確には、ゲルマニウム。鉱物の1つになります。かつて、ゲルマニウムを使用したブレスレットやネックレスが大流行した時期もありました。最近では、ゲルマ温浴をよく耳にします。

ゲルマニウムには、いろいろな効果があるとされています。

第1に挙げたいのは、体を温めてくれる働きです。ゲルマ温浴を経験した人ならご存知のとおり、ゲルマニウムで体はポカポカになり、とてつもない量の汗をかきます。体内の老廃物が出ていく感覚はとても気持ちがいいものです。

もう1つの効果として、汚れた皮脂や角質などを吸収し、肌を美しくしてくれる作用があるともいわれています。また、新陳代謝を促進して、体を引き締める効果があるとも……。

これらは、まだまだ研究途上の成果であり、確実な効果を断言するものではありません。しかし、もしかしたら今後、さらに体へのよい影響が判明してくるかもしれません。

私自身、ゲルマニウムを使った半身浴により、体調のコントロールが容易になったのを感じています。

体重の増加や「体に悪いものが溜まっているな」と感じたとき、ゲルマでお風呂。一気に発汗して体の外へ排出することで、リフレッシュして体調を戻します。これがとても気持ちよく、病みつきになります。

管を広げ隅々まで栄養を届ける

なぜ発汗作用があったり、新陳代謝をよくしてくれるのか、詳しく説明しましょう。

端的にゲルマは、「管を広げてくれる」働きがあるのです。

管とは、血管やリンパ管のこと。これらの管が広がり、流れが活性化すれば、隅々まで体のメンテナンスが効きます。

閉じられていたポンプも開いてくれるのです。詰まっていたところにも栄養が行き届く。これがゲルマの素晴らしいところです。

１つ前で紹介したスムージーの栄養を、体全身に行き渡らせるために、ゲルマは一役買ってくれます。

体の循環を円滑にしてくれるゲルマは、ダイエットや健康や美容に今後欠かせない存在となることでしょう。

購入時の注意点

血行やリンパの流れをよくするためには、普通であれば、私のような治療家や美容家による手技や、専用の機器が必要です。それをゲルマが代わってやってくれるのですから、お手軽で安上がりだと個人的には感じます。

ゲルマの入手法は、現代ならば簡単です。インターネット通販でも買えますし、コンビニなどでも売っているところがあります。

ただし、中には、効果の薄い、ゲルマニウムが雀の涙しか入っていないものもあるようなので、厳選はしたほうがいいでしょう。

安易にすぐ手を出すのではなく、評判や売行きには注目しましょう。いくつか試してみて、一番効果があったものを選んでいくのもいいですね。

ぜひ、あなたも、ゲルマを使った長湯で、体内のあらゆる管が開かれていくのを実感してほしいです。

ダイエット期間中でなくても、「顔が少し張ってきたな」とか、「体が緩くなってきたな」と感じたら、都度ゲルマ温浴で体の中を開いて循環をよくしましょう。

流れを高速化させる「バナジウム水」

血糖値を下げてくれます

ダイエットの効果を倍増させるアイテムとして最後に紹介したいのが、バナジウム水です。

ゲルマニウムに続いて、バナジウムも鉱物なわけですが、天然水に含まれているというのが特徴的です。

インターネットで「バナジウム水」と検索すれば、商品がいくつかヒットすることでしょう。これをぜひ取り入れてほしいのです。

少なくとも12日間ダイエット中の水分補給は、「バナジウム水縛り」でいきましょう。

バナジウム水のいいところは、血糖値の上昇を抑えてくれることです。

血糖値は、満腹中枢と密接に絡んでいます。人は、お腹が空くと血糖値が下がり、ご飯を食べると上がります。

ある程度のところまで血糖値が上昇したら、インスリンと呼ばれるホルモンが分泌され、血糖値が抑えられます。感覚としては、満腹感が得られ、これ以上食べることを止めるのです。

ただ、体質や生活習慣など、何らかの原因でインスリンの分泌が適切に行われないと、血糖値は上がったまま。満腹感もなく、食べ過ぎてしまい、太る原因となってしまいます。

さらに、過剰であれば、高血圧や糖尿病にもつながってしまうのです。

このインスリンの役割を担ってくれるのがバナジウムといわれ、糖尿病や通風の改善予防策としても注目されています。

要するに、バナジウムがあれば、食欲を抑えられるのです。これはダイエットにおいて大きな存在だといえるでしょう。

血液サラサラ、より循環が激しく

血糖値が上がりにくくなるということは、血液中のブドウ糖の割合が抑えられているということです。

つまり、血液がサラサラな状態です。流れがスムーズなので、栄養の伝達がより滞りなくスピーディーに行われます。

脂肪がつきにくく、老廃物の排出もより効率よく行われます。循環が激しくなるともいえますね。

コレステロール、中性脂肪、体脂肪、高血圧、血糖値、尿酸値。これらのワードにピンと来た方、心配な方には、バナジウム水をぜひ飲んでほしいです。

1日300ミューグラムを目標に

市販のバナジウム水は、それぞれでバナジウム含有量が違います。普通だと1ℓ当たり60〜80

ミューグラムが多いようです。

12日間ダイエットの間、１日に摂取したいバナジウムは、３００ミューグラム。一般的なバナジウム水だと、４ℓ以上飲まないといけないことになりますね。

さすがにその量はきついと思うので、できるだけバナジウム含有量の多いものを探しましょう。

１００ミューグラムを越えていれば、３ℓ以内で済みます。

このくらいが目安になると思います。

３つのアイテム、奇跡の融合

ダイエットに取り入れたい三種の神器

ここまでで３つのアイテムを紹介しました。すなわち、「スムージー」「ゲルマ」「バナジウム水」です。ここで、改めてまとめておきましょう。

体重を落とすために不可欠なのは、体内に存在する余計なものを排出すること。それを達成するための手伝いをしてくれるのが、３つのアイテムになります。

スムージーは、必要な栄養だけを凝縮させています。つまり、余計なものを取り入れずに済むのです。

ゲルマは、血管やリンパ管を開いてくれます。これによって取り入れた栄養を体の隅々に届けら

【図表3　3つのアイテムの役割】

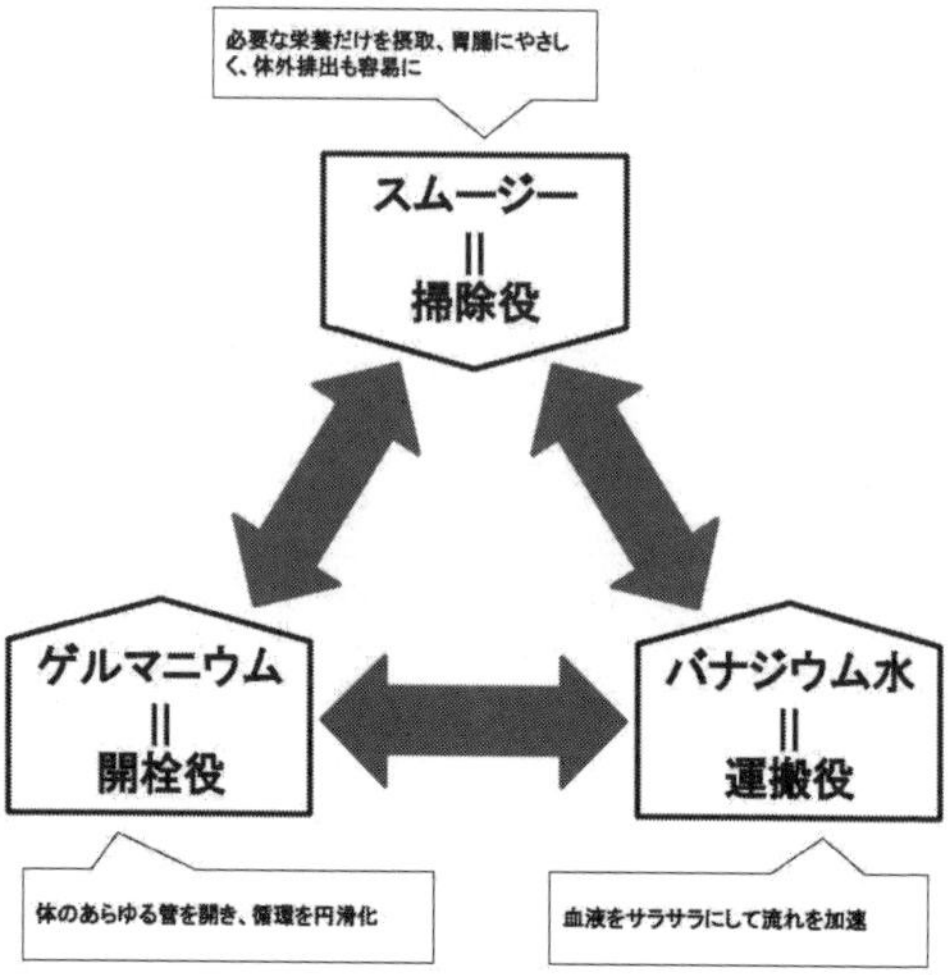

れるようになり、余計なものを排出しやすくします。

バナジウム水は、これらの作業を迅速にしてくれます。血液がサラサラになって、体の流れがよくなるからです。

三種の神器ともいえるこれらを融合させて、12日間ダイエットを進めることで、スリムアップを最大効率で行うことができるわけです。

12日間のスケジュール

ダイエットは気持ちに左右される

ここまでで、12日間ダイエットに必要となるアイデアやアイテムに関する概要説明は完了しました。

次章では、実践編と題して、ある方に実際に12日間ダイエットに挑戦してもらいます。

日々の経過や様子を日記の形にして綴っています。これから12日間ダイエットを始めようと考えている方に、より伝わりやすいものになっているはずです。

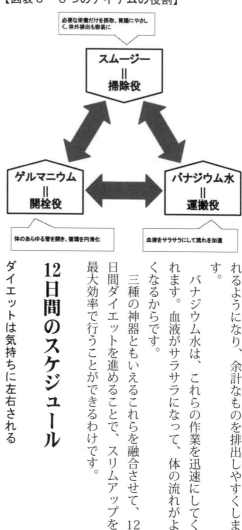

私がいろいろと説明するよりも、現在進行で実践している方の説明のほうが、より一層わかりやすいはずです。

また、精神的な移ろいも感じ取れるはずです。食事制限しているときはどんな気持ちになりやすいのか、沈みそうになったらどういう風に切り抜ければいいのか、それらの感情もありありと描いています。

これらを事前に知っておくことで、すっと滞りなく12日間ダイエットをスタートすることができます。表面だけでなく、内面も把握し、ある程度覚悟しておけば、いざやってみたときに面食らうことはないでしょうから。

ダイエットは、気持ちに左右されるものです。そのブレを最小限に抑えるためにも、ぜひ次章のレポートは目を通してください。

脂肪を燃やすにも栄養は必要です

ここでもう１度注意を促しておきたいことがあります。

12日間ダイエットは、好きなものを食べながら痩せられるのが魅力の１つです（最初の３日間と最後の２日間は別ですが…）。

これは、精神的な安定を与えてくれるとともに、次のようなメリットを実践者にもたらしてくれます。

よく、「痩せるには食べないことが一番だ」という発想を持つ人がいますが、これは絶対に間違いです。

絶食の先に待っているのは不調、最悪のパターンは病気です。生きるためには、エネルギーが必要なのですから、食べないといけません。

「脂肪がまかなってくれるから食べなくても平気」といった思考で、絶食に近いことをする人もいますが、これも間違いです。脂肪を燃焼させるためにも、エネルギーを要することを忘れてはいけません。

ダイエット中は、食べることに抵抗を感じる人もいます。せっかく減ってきている体重が戻ってしまうのではないかという観念に襲われるからです。

しかし、安心してください。12日間ダイエットでは、スムージーやバナジウム水といったアイテムたちの効果によって、「摂ってもすぐ出せる」理想的な体内環境が形成できています。適切な食事量を心がけていれば、体重が一気に増えてしまう事態は起こり得ないのです。

これらもぜひ、次章の日記を通して知ってもらいたいことです。食べれば一時的に体重は増えますが、中長期で見れば脂肪を燃やすことに一役買ってくれ、最終的にはダイエットにつながっていることを目の当たりにしてください。

何度も言いますが、「一切食べない」という選択肢はあり得ないのです。ダイエットにもならないし、健康にもなりません。

細かい日程

12日間の詳細もここでまとめておきましょう。

スケジュール表を見ていただければ一目瞭然ですが、一応ここでも言葉にしておくと、次のことは絶対毎日実践してください。

・バナジウムを３００ミューグラム摂取する
・朝と夜に体重を測る
・ゲルマニウムで長め温浴

大して難しいことではないのですが、うっかり達成できないことがあるのはバナジウムの摂取です。

夏場ならまだいいのですが、あまり水分を摂りたくならない冬場は、意外と厄介です。お茶をこまめに淹れる、スープなどの料理で使うなど、工夫しながら摂取する必要があるでしょう。

12日間ダイエットを始めるに当たって、バナジウム水やゲルマニウムなど、アイテムたちを十分に用意しておくことも忘れずに。途中で切らすことのないように留意しましょう。

食事については、すでに何度か述べているとおり、最初の３日間はスムージーだけにし、間の７日間は好きな食事を１日１食入れ、最後の２日間はまたスムージー生活です。

細かいことをいえば、温浴には最適な時間がありますし、好きな食事もある程度セーブする意識が必要です。

【図表4　12日間ダイエットのスケジュール】

12日目	11日目	10日目	9日目	8日目	7日目	6日目	5日目	4日目	3日目	2日目	1日目	
3食スムージー		朝:スムージー　昼:好きな食事　夕:スムージー							3食スムージー			食事
バナジウム水でバナジウムを300μg摂取												飲料水
ゲルマニウムで長め入浴(理想は30分)												風呂
起床後と就寝前に必ず体重計に乗り記録												日課

ただし、すべてを毎日やり抜くことは、スケジュール的にも、心身的にも厳しいところがあります。ある程度の加減は余儀なくされるでしょう。

例えば、スケジュールでは、毎日30分ゲルマ入浴することを理想としていますが、日によっては難しいときもあるでしょう。そういうときは、短時間の入浴で済ませても大丈夫です。

ただ、最初と最後のスムージー縛りの期間は、なるべく30分みっちり入浴できるよう調整すると、抜群の減量効果が得られるはずです。

間の7日間も、短時間入浴の日が続かないようにしましょう。

徹底してやろうとすると、楽しさは半減してしまいます。その辺りのバランス調整は大事で、自分の気持ちと折合いをつけながら、12日間やり通すことを第1目標としていきましょう。

これらのバランスというのも、ぜひ次章の日記を通して学んでください。

そして、「今すぐ自分もやって痩せたい！」と思ってくださることが何よりです。

第3章　早速実践12日間ダイエット

0日目　ゲルマ温浴で下ごしらえ

アラサー男の体験レポート

初めまして！

今回、12日間ダイエットにチャレンジし、レポートをお届けする役目を担うことになった川西です。これからどうぞよろしくお願いします。

私は、現在30代前半の男性。ちょうどお腹周りが気になり始めた年頃です。

20代までは、不摂生が続いても、何とか持ち直せていたのですが、最近は嘘のつけない体になってきました。暴飲暴食や運動不足が祟り、体重増加の一方です。

やはり、年齢とともに、体の循環が悪くなるというか、代謝が落ちている感覚は拭えませんね。

仕事も、座り仕事なので、慢性的な運動不足。これからは、意識して体重を減らしていかないと、ブクブク太っていくに間違いありません。

この機会に体重を元に戻し、健康管理の意識改革を図りたいと思います！

0日目にやりたいゲルマ

本日は、12日間ダイエットを開始する前日、0日目に当たります。

今日中にやっておくことを推奨されたのが、ゲルマ温浴。

最初は、「ゲルマって何?」と少しおっかなびっくりだったのですが、代謝を上げてくれる大事なミネラルなんだとか。

使用するゲルマは、パックになっていて、体に塗ってから湯に浸かります。

塗る場所は顔、首、耳の後ろ、脇の下、鎖骨、手首。さらに、お腹周りが気になるので、その辺りにも。下半身は、太ももの付け根に当たる鼠蹊部に加え、膝裏や足首も。これらリンパ節の通っているところへ、満遍なく塗り込みます。

ゲルマパックにはヘラが付いていたので、それで塗っていましたが、面倒なので手で塗ることに。これでも問題ないとのことです。

ゲルマパックの塗り心地は、ひんやり。真夏なのでいいですが、冬だとちょっと冷たいかも……?

塗って5分もしないうちに、灰色だったゲルマパックが真っ白に。ゲルマが体になじんだ合図のようです。

この状態で、ゲルマを洗い落とさず、温めのお湯へ。30分入るのが理想ですが、今回は時間がないため10分程度で済ませました。

普段は、せいぜい5分以内、シャワーだけの日も多かったです。夏場は特に短く済ませがちでした。

長く湯に浸かるのは気持ちがいいですね。ゲルマのおかげか、温泉に入っているような心地よさがあります。

気分は爽快になりましたが、体内にどんな影響があったのかはまだまだ「?」マーク。明日から本格的に始まる12日間で、どのように変わっていくのか楽しみです。しばらく好きなものが食べられないので、今夜は食事を存分に楽しみます……。

現在の体重はおよそ66kg。この12日間で63kgは切りたいところです。若かりし頃の体重に……!

・0日目の体重……65・9kg

前日ゲルマ推奨の理由

12日間ダイエットの事前準備として、前日のゲルマ温浴を推奨しています。

「これじゃあ13日間ダイエットじゃないか?」と突っ込まれてしまいそうですが……やるのはゲルマ温浴だけなのでどうかお許しを。

時間がとれない方は仕方ないですが、ぜひやっていただきたい下ごしらえなのです。これをしないで、12日間の質に大きな差が生じます。

今回使用しているゲルマは、「リフティーセラム」と呼ばれるゲルマパック。

ゲルマのパックは、珍しいもので、それほど市場には出回っていませんが、ピンポイントに塗り込めるので、高い効果が期待できます。

塗る場所は、日記にもありましたが、リンパのたくさん通っている場所。

【図表５　ゲルマパック】

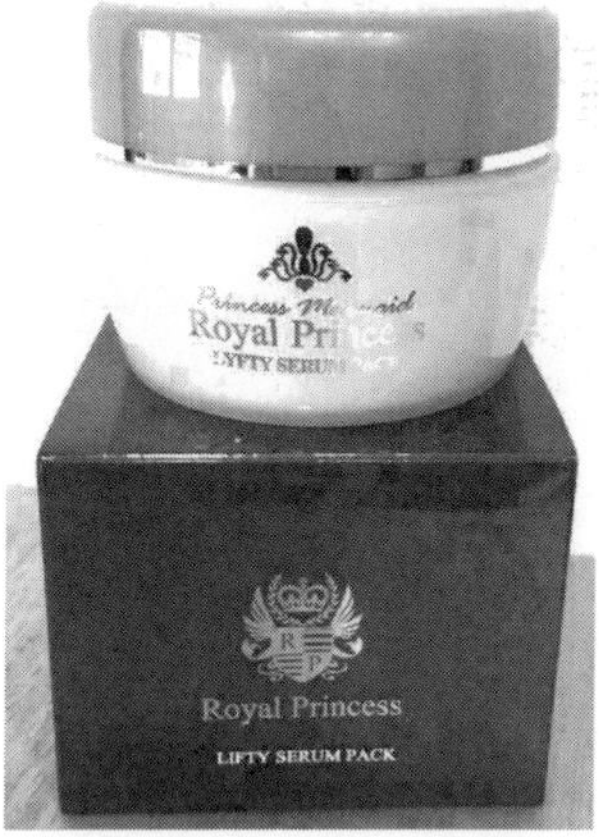

今回使用しているのは、ゲルマパック「リフティーセラム」。
詰まったリンパ節を開くのに貢献してくれるほか、体をすっきりさせ、美容にも効果があります。

改めてまとめておくと、顔、首、両耳後ろ、両脇下、両鎖骨、両手首、お腹周り、両鼠蹊部、両膝裏、足首になります。

塗って少し置いて、乾いたらお風呂に入りましょう。灰色だったゲルマパックが白に変わるのが目印です。

コメディアンの志村けんさんが演じる「バカ殿」のようになります。

暗がりだと若干怖いので、家族に気味悪がられるかもしれません。早々にバスルームへ向かいましょう。

温度は37度くらい。できれば30～40分浸かってください。半身浴のイメージです。

時間に余裕がない方でも10分は入っていてほしいところです。

劇的な効果があるので。

これだけはぜひ、０日目にやっておいてください。

1日目　スムージー生活始まる

目指せ62kg

いよいよ12日間ダイエット本格スタート。

ここから3日間、食事はスムージーだけ。朝昼晩3食すべてスムージーです。

必要食材を買い揃えて、ミキサーにかけるのは面倒なので、粉末を使用。コップに粉末を空け、バナジウム水を注いで混ぜるだけ。

味は、抹茶とマンゴーの2種あり、初日の段階では真新しさもあり美味しくいただけています。好きなものが食べられないという心細さはあるものの、現段階では「3日間なら何とかなりそう」という軽いノリでいます。果してこの楽観がキープできるかはわかりませんが。

運動はしなくていいとのこと。普段どおりの生活をしながら、スムージー生活を続け、体重を落としていきます。

食べものはスムージー縛りですが、飲み物はコーヒーやお茶であればよいそうです。

ただし、ミルクや砂糖を入れないストレートで。使用する水は、もちろんバナジウム水。私の場合、ブラックコーヒー大好き人間なので、これは朗報でした。

本日ももちろんゲルマ温浴。昨日は塗り過ぎてしまったようなので、きょうは少なめを意識。

30分きっちり湯に浸かりました。汗をしっかりかいて気分がいいですね！

季節は真夏ですが、本日は雨。涼しいから過ごしやすい１日で、多少の空腹なら我慢できそうです。

たまにお腹がグーと鳴りますが、初日は難なく乗り切れそうです。

・1日目の体重
朝　66・2kg
夜　65・2kg

出だしが肝心

12日間ダイエットの詳しい方法やスムージーなどの詳しい説明をしたいですが、まずは体重の話からしておきましょう。

12日間ダイエットでは、最初の3日間に一気に体重が落ちます。川西さんも初日で1kg近く減っていますね。

その後1週間、つまり4日目から10日目まで体重はほとんど変わりません。この期間に落ちた体重を体と脳に定着させるのです。そして、さらに最後の仕上げ、残りの2日間で一気に落としていきます。

12日間ダイエットは、単純に体重を落とすことだけでなく、体重を指標として体調を管理する習慣をつけることを目的としています。

これによって、ダイエットが終わった後も、リバウンドのない健康で理想的な体をキープできるからです。

この3日間は、スムージーしか食べられないつらさはありますが、ガンガン減っていく体重には目を見張るものがあります。

ここに楽しさやワクワク感を抱ければ、つらい3日間も気持ちを落とすことなく乗り越えられるでしょう。

2日目 楽しむ工夫を

温浴中の暇つぶし術？

昨日の食事は、スムージー3回分だけだったので、さすがに2日目は無気力を感じますね。貧血っぽいというか、激しいスポーツで汗を流した後のような気分です。

お腹が空いたら3袋以上飲んでもいいそうなので、きょうは昼に抹茶味とマンゴー味2個をたいらげました。

朝の体重は64・8kg、夜には64・0kgと、着実に体重は減っています。

ただし、これは単純に「食事量が減ったから」であって、この体重が自分の現在の標準ではありません。この減った体重に、体を慣らしていくことが大事なんだとか。

とにかく明日の３日目までは減らすことが大事。だいぶ食事が恋しくなってきましたが、誘惑に負けず乗り切ります。

ゲルマ温浴は本日も30分。浸かっている間暇なので、タブレットを持ち込んで時間をつぶしています。防水ではないので細心の注意を払いながら……。

ほかにも、本を持ち込んだり、音楽を流したりなど、ゆったり浸かれる空間をつくると、ダイエットがより楽しくなりそうです！

・2日目の体重
朝　64・8kg
夜　64・0kg

スムージーのポイント

2日目も引き続きスムージー生活ですね。

川西さんが今回飲んでいるのは、忙しい方や調理が面倒な方に最適な粉末状のスムージー。「プリンセススムージー」という商品名です。

バナジウム水に溶き、10から20回くらいシェイクしたら完成。そのまま放置しているとゼリー状に固まるので、スプーンで少しずつ食していくのもいいですね。

忘れていけないのは、バナジウム水を混ぜること。水道水やほかの市販の水ではいけません。循

【図表６　プリンセススムージー】

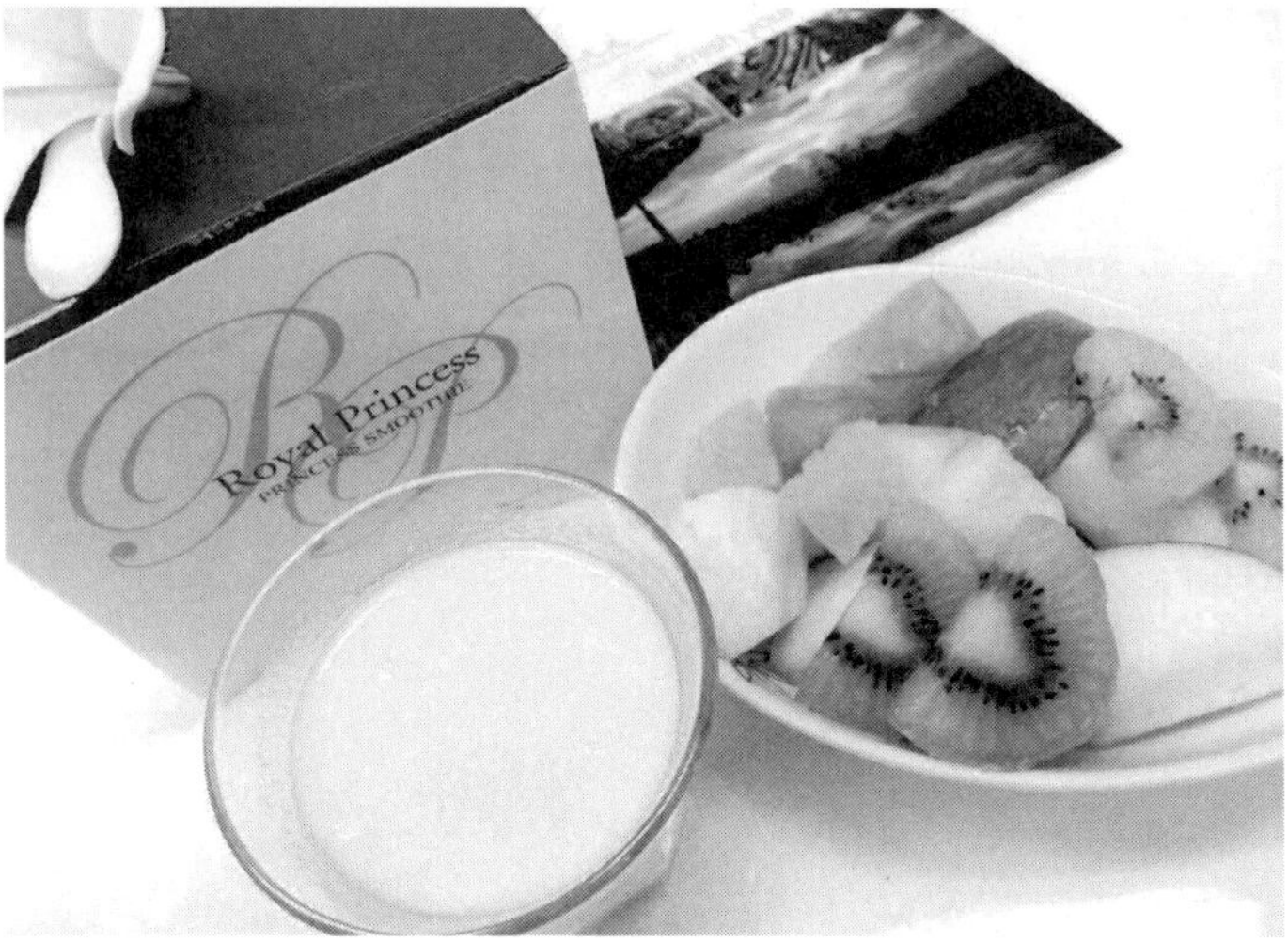

忙しい方におすすめの「プリンセススムージー」。美容と健康に最適な必要栄養素が十分含まれています。３日目まではバナジウム水で溶くだけですが、４日目から１０日目はアレンジすることも可能。詳しくは追々。

環力の高いバナジウム水を毎日2ℓ飲むのも、目標の1つなのですから。

最低でもこの3日間はバナジウム水だけを摂取していきましょう。

川西さんが日記でも書いていますが、12日間ダイエットをやり通すコツは、楽しむことです。

食事を我慢するのは確かに大変です。しかし、その大変な生活の中に、少しでも楽しめることを散りばめれば、挫けずに続けることができます。

「ダイエットはつらいものだ」という先入観を捨て、楽しむ工夫を凝らしていきましょう。

3日目　前半の山場です

ちょっとネガティブに

スムージー生活前半最後の日。

さすがに３日間の疲れが出たといいますか、常にしんどさがありますね。元気が出ないです。空腹感がつきまとっています。

スムージーだけだと、さすがに味が飽きてきますね……。

「この１日を乗り切れば好きなものが食べられる！」という希望だけを頼りに過ごしています。

夏場ということもあり、外を歩くと少しふらつくことがあります。ここは気をつけないといけませんね。

私の場合は、仕事の日ですが、ほかの方がチャレンジするときは、この３日目は安静にできる日がいいでしょう。

とくに夏場は、外出は最低限に抑えるとよさそうです。

夜の体重は62・９kg。この３日間で見事62kg台にまで落とすことができました！

つらさを感じることもありましたが、達成感もひとしお。何より我慢するのはたった３日間だったことがありがたいです。これが１週間とか半月だったら、多分途中で挫折していたことでしょう。

明日からの食事が本当に楽しみ！

・3日目の体重
朝　63・7kg
夜　62・9kg

山場の過ごし方

12日間の中でもとくに苦しいのがこの3日目。しかし、この3日目なくしては、12日間ダイエットは成立しません。

ここで一気に落とすことが絶対なのです。

急な体調不良といった事態がない限り、この3日間で脱落した方は、私の経験上1人もいらっしゃいません。「3日間だけなら」と頑張ってくださいます。

もし、どうしてもつらくて何かを口にしたかった場合、飴玉やカロリーメイトといった栄養調整食品などを推奨しています。

日中活動している方は、これらの栄養調整食品を携帯し、いざというときに口に含むといいでしょう。エネルギー補給になります。

我慢の3日目ですが、体調にはくれぐれも注意しておきましょう。

川西さんの言うとおり、外出などは最低限に控えておくといいです。

すごいぞ青パパイヤ

今回使用している「プリンセススムージー」。パッケージの詳細を見ると、食品名称に「青パパイヤ果汁粉末含有食品」と書かれています。

青パパイヤのすごいところは、三大栄養素を分解する酵素が、すべて、しかも豊富に含まれています。

ダイエット食品として、今最も注目を浴びているといっていいでしょう。

ダイエットとしてだけでなく、青パパイヤには、主に次のような効能があるとされています。

・肌のシミやそばかす、くすみの原因であるメラミン色素を減らす
・コラーゲンの合成を円滑化し、体の組織を丈夫にする
・免疫力を高め、病気への抵抗力がつく
・ストレスに対抗するホルモンを分泌してくれる
・体に有害な活性酵素を分解、生活習慣病の予防や改善につながる

青パパイヤのすごさが伝わってきたかと思います。

今回は、粉末の加工されたものを使用していますが、現物の青パパイヤをミキサーにかけてスムージーにしても効果抜群ですよ。

さらに、青パパイヤは、サラダやスープ、ピクルスなど、料理にも活用できます。

大きなスーパーマーケットでも置いてあることがありますし、今なら通販で容易に手に入るで

しょう。

ぜひ1度お試しあれ。

4日目　食事解禁！

久々の食事の味

いよいよ食事が解禁。テンションが上がりますね！

朝スムージー、昼食事、夜スムージー。このリズムが10日目まで続きます。

朝のスムージーのときには、もう昼が待ち遠しくて仕方がなかったですね。

ただ、「好きなものが食べられる」といっても、献立や量には注意を払わないといけません。

私は、今回、トマトベースの薄味の野菜スープを大量につくりました。これを日分けで消費していく計画です。

あまり食にこだわりがなく、とにかく食べられればいいという人間なので、これでも大丈夫なのかなと。

味に変化を出したい方は、毎日メニューを変えていくといいでしょう。

本日の私のメニューは、ご飯、野菜スープ、納豆、そしてヨーグルト。

ヨーグルトは、すすめられた明治の「LG21ヨーグルト」にしています。胃の働きをより活発にしてくれるのだとか。

久々の食事は、身にしみますね。体全身にエネルギーがみなぎるのを感じます。「食べたい！」という欲求に負けてしまい、思わずスープをおかわりしてしまいました。本当は我慢すべきなのですが……。

食事後に体重を量ってみたところ、朝と比べて0・7kg増。しかし、夜にはまた元の体重に戻っていました。

ここからは、体重のキープを心がけます。自然と体重計に乗る機会が増えそうです。

・4日目の体重
朝　62・9kg
夜　63・3kg

酸性3、アルカリ性7

4日目は、いよいよ食事解禁の日。メニューを組む上で大切なことをここでまとめておきましょう。

12日間ダイエットは、基本的に「好きなものを食べてOK」なダイエット。我慢し過ぎるのは体によくないですから、食事という楽しみを満喫しながら、無理なく続けてもらうことを第1としています。

ですが、あまりにも偏った食事、例えばお米ばかり食べてしまったりとか、ガッツリ肉をお腹いっぱい食べるというのでは、やはり体重キープは難しく、段々と増えてしまう傾向にあります。したがって、食事のバランスには配慮しましょう。

ここで食品を大きく酸性とアルカリ性の2つに分けます。分類した一覧表をご覧ください（図表7参照）。

穀物や肉や魚貝やビールといったものは酸性食品、野菜や海草類やワインなどがアルカリ性食品に分類されます。

1回の食事で、アルカリ性食品が7、酸性食品が3くらいの比率を意識するようにしてください。必然、ご飯やパンを控えめにして、野菜を多めに摂る意識になるでしょう。ダイエット期間中は、この比率をとくに重視することでより効果が得られます。

果物全般もおすすめ。ドラゴンフルーツやマンゴーがとくにいいのですが、なかなか手に入りづらいので、加工されていないフルーツを摂るようにしましょう。

食べる量も八分目を心がけます。食べ過ぎ注意です。

お酒もOK。ただし、第1章でも書きましたが、日本酒やビールはダメです。アルカリ性食品に属するワインや焼酎にしましょう。焼酎などを割るときはバナジウム水で！

と、いろいろと書きましたが、これらは痩せるためだけでなく、病気のない健康な体を手に入れるために絶対必要な知識になります。

【図表７　代表的な酸性食品とアルカリ性食品の分類一覧表】

酸性食品	アルカリ性食品
【穀類】 米、小麦、ソバ、パン、トウモロコシなど 【肉類】 牛肉、豚肉、鶏肉、ベーコン、ハム、ソーセージなど 【魚介類】 マグロ、サケ、タラ、エビ、イカ、タコ、タラコ、ハマグリ、かつお節など 【野菜類】 クワイ、アスパラガスなど 【豆類】 落花生、エンドウ豆、油揚げなど 【乳類・卵類】 チーズ、バター、卵黄など 【海草類】 ノリ（乾燥）など 【酒類・飲物類】 ビール、清酒、ウイスキー、酒粕、サイダー、酢など	【野菜類】 トマト、キュウリ、キャベツ、ホウレンソウ、コマツナ、セロリ、ダイコン、ニンジン、ジャガイモ、コンニャク、タマネギ、ナスなど 【果物類】 バナナ、ミカン、リンゴ、ブドウ、カキなど 【豆類】 インゲン豆、小豆、大豆、豆腐など 【乳類・卵類】 牛乳、卵白など 【海草類】 ワカメ、コンブ、ヒジキなど 【茸類】 シイタケ、マツタケ、シメジなど 【漬物類】 梅干し、たくあんなど 【酒類・飲物類】 ワイン、焼酎、コーヒー、茶など

酸性食品をたくさん摂取する人ほど糖尿病のリスクが高いといわれています。アルカリ性食品を多めに摂る食生活は、ダイエット期間外でも意識したいですね。

5日目　体重変化のリズムをつかむ

変化が「へ」の字に

昨日は、食べたい欲求が強く出ていましたが、きょうは不思議とあまり湧いてきません。ただ、スムージーの味がだいぶ飽きてきてしまったため……朝は、抹茶味を豆乳で溶いて食べました。まろやかさが増してかなりグッドテイスト！

昼は、チーズパン、昨日と同じ野菜のスープ、そしてヨーグルト。

昨日、同様、昼飯後は、体重が増え、夜になると戻るという増減カーブを描いています。「へ」の字型に変化している推移ですね。

夜食べる量を減らすだけでも、体重増加をかなり食い止められるのだなと実感中。

ダイエット後も、太ったなと感じたら、まずは夕食の調整してみることから始めようと思います。これだけでだいぶ違うでしょう。

本日は、忙しかったため、風呂は入らずシャワーでゲルマを洗い流しました。

豆乳でスムージーを食べた分、ほかでバナジウム水2ℓ分をきちんと摂取しないといけません。

水分が欲しくなる季節なのでまだいいですが、冬だと2ℓはけっこうたいへん。お茶やコーヒーなど変化をつけ、味を楽しみつつ摂取していくようにするのがいいですね。

・5日目の体重
朝　63・2kg
夜　63・3kg

体重変化は十人十色

川西さんは、だいぶ自身の体重変化のリズムがつかめてきたようです。

体重の動きというのは、まさに十人十色。人によって増え方、減り方が全然違います。

この変化のリズムを把握し、自分の感覚に染み込ませておくことで、体重の管理が非常にしやすくなります。

ダイエット終了後も、ちょっと体重が気になったら、このリズムに従って修正していけばいいのです。

そうすれば、いともたやすく体重を戻すことができるはずです。

ダイエットというのは、ダイエットそのものを知り尽くすことよりも、自分のことを知り尽くすことが如何に大事であるかということです。

12日間ダイエットを通して、その真髄をぜひ体感してください。

【図表8　バナジウム水】

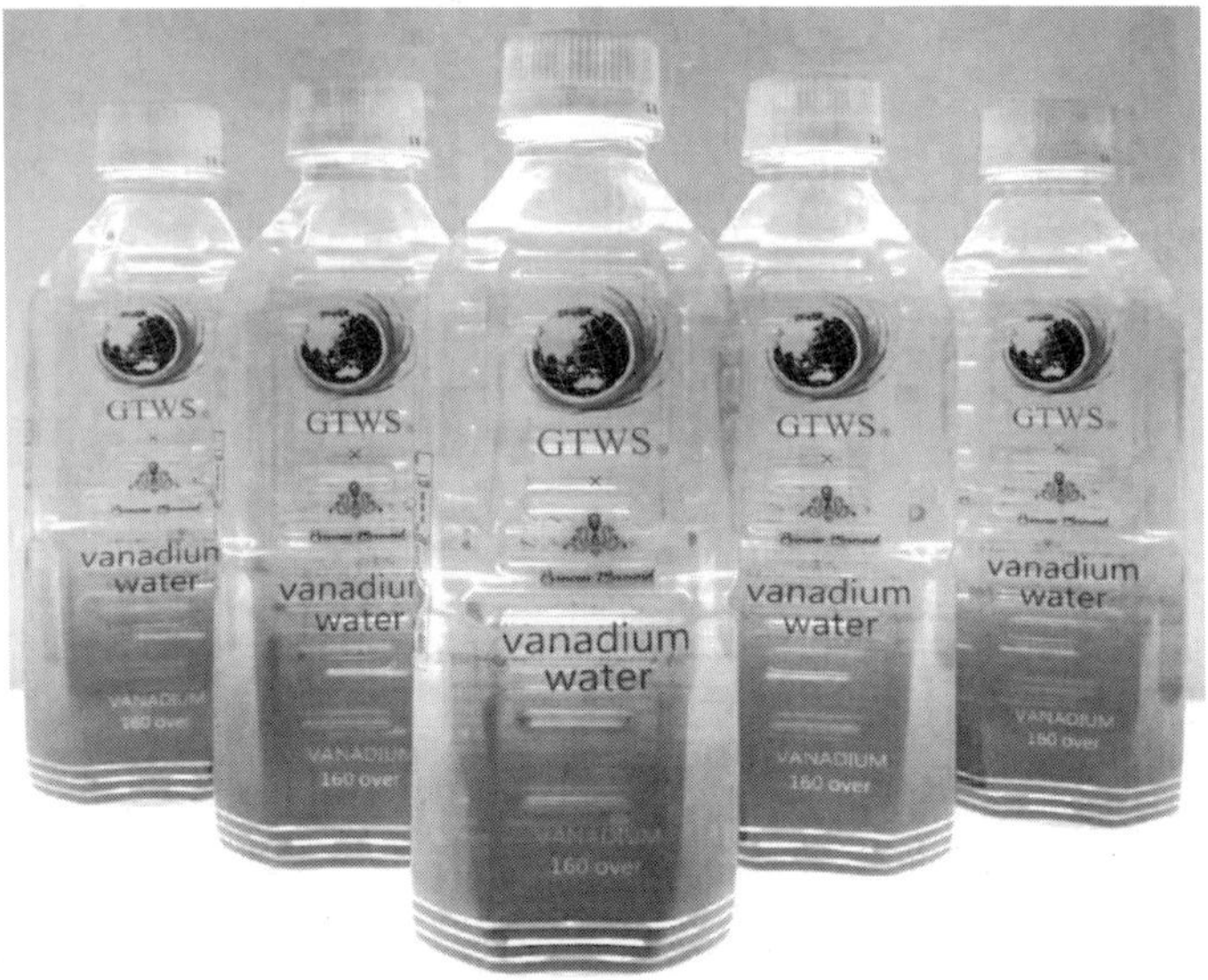

今回飲んでいるバナジウム水は「プリンセスウォーター」。バナジウム濃度が高いので、1日2ℓで十分なバナジウムが摂れます。

バナジウム水について

バナジウム水についてここでおさらいしておきましょう。

まず、1日に摂取したい量は300ミューグラム。これを摂ることで血液サラサラ、さらに食欲を抑える働きも発揮してくれます。

今回使用しているバナジウム水は「プリンセスウォーター」という商品です。

富士山の裾野地下150mを流れる伏流から採取された状態のままの、人工的な成分調整が施されていない天然バナジウムが、1ℓ当たりおよそ160ミューグラム含まれています。

数ある天然水の中でも、これほどバナジウム濃度が高いものはなかなかないそうです。

つまり、「プリンセスウォーター」なら2ℓで目標の300ミューグラムが摂取できることになります。

ほかにもバナジウムを含む天然水はありますが、濃度が低いとたくさん水を飲むことになってしまいます。ですから濃度高めのものがおすすめです。

6日目　エネルギー切れに気をつけつつ

街を漂ういい匂い……


きょうは、朝早くから移動が立て続けにあり、体調面に配慮して塩分多めを意識。塩アメを用意しました。

お昼は、レタスチャーハン、野菜スープ、納豆も少し。

食事解禁から3日目となると、だいぶリズムに慣れてきています。逆をいえば、いちばん気が緩んでしまう時期かもしれません。

昼時に街を歩いていると、あちこちの飲食店からいい匂いがして、つい誘惑に負けそうになったり……気をつけないといけませんね。

今夜は、お風呂もきっちり30分。ゲルマ効果もあって、気分爽快、1日の汗と疲れがきれいさっぱり洗い落とされました。
夜になると、さすがに空腹感がありますが、明日の昼の食事を心の拠り所にしていれば、さほど苦しさはありませんね。

・6日目の体重
朝　63・0kg
夜　63・4kg

週末の誘惑に気をつけて！

川西さんは、あまり食に執着がないようですが……。6日目くらいになると、押し寄せて来る食欲の波に負けそうになる方がけっこういらっしゃいます。

ついつい負けてしまいつまみ食い……それが引き金となって「ついつい」の機会が続いてしまうと、体重はあっという間に元通りになってしまいます。この時期は痩せている体重に体を慣らす重要な時期ですから、減ったままの体重を維持することにこだわってください。

とくに気をつけるべきなのは週末です。12日間のダイエットですから、必ず週末はやって来ます。同僚や友達から食事の誘いも来ることでしょう。ダイエット期間中は、「ノー」ときっぱり言える人になってください。

テレビもグルメ系は控えたほうがいいかもしれませんね。

川西さんのように多忙で、エネルギーが不足がちなら、アメなどを摂取してください。とくに夏場は汗をかきますから、常に体調には気を遣ってください。

ただし、摂り過ぎは禁物です。こまめに体重計に乗って、体重がキープできているかのチェックも怠らないようにしましょう。

7日目　アルカリ性人間に変身

尋常ではない発汗量

急に汗の量が多くなってきました。これが世に聞く「代謝が上がった」状態ということなのでしょうか。

体重のほうは、ほとんど変化がありませんね。ご飯を食べても、すぐ汗をかくので、全く増減がない感じです。

試しにウエストを計測したら、開始時よりも４㎝もへこんでいました！

お昼の食事は、ご飯、梅干し、野菜スープ、焼きハム、納豆。時間がなかったため、本日のゲルマは、昼に汗を流しがてらシャワーで済ましています。

とにかく汗の量がすごい。これは暑さのせいだけではないはず。体の中が変化していっているのを実感する１日でした。

・7日目の体重
朝　63・3kg
夜　63・4kg

折返し地点で訪れる変化

12日間ダイエットのちょうど半分が過ぎましたね。この時期は、体重に大きな増減はありませんが、体質の重大な変化に気づく頃です。

リンパを開いて体の循環を最大効率化させていることで、代謝のたいへん優れた体ができあがりつつあります。

また、食事もアルカリ性中心に変えたことで、食べものの好みも変わりつつあるでしょう。個人差はありますが、こってり系が好きだった方も、さっぱり系も進んで食べるような体になっていきます。

この切替えがうまくいくと、ダイエット後も太りにくい体質でいられるわけです。

残りの日数を使って、現在の変身途上であるアルカリ性人間を定着させることを心がけるようにしましょう。

汗の量や体重の変化が目印。汗が出にくくなったり、体重が増えやすくなったら、酸性食品の摂り過ぎで太りやすい体質に戻ってしまっている可能性を疑いましょう。

8日目　アレが真っ黒！

変わる意識

昨日に続いて汗は多いですが、気温は涼しかったので、過ごしやすい1日でした。気持ち的なところは、昨日とほとんど変わらないですね。

昼は、ご飯とスープと野菜炒め、そして豆腐ハンバーグ。本日もゲルマはシャワーで済ましています。明日こそは長く浸かりたいですね。

この生活に慣れきって、つらさはほとんどありません。むしろ、1回の食事をゆっくり楽しむことができているので、充実感すらあります！

これからも、「こまめに体重計に乗ろう」「たまに温浴しよう」「朝や夜はスムージーでもいいな」と思うようになりました。

この意識変化こそが、12日間ダイエットの恩恵でしょう。単に体重が減ることだけでは終わらない点が特長ではないでしょうか。

さて、ここで気になることが1つ。

ちょっと汚い話ですが……便についてです。

ダイエットを始めてから、大便がやや液状になりました。これは、摂取しているメインがスムージーですから当然といえば当然。

問題は色合い。

すごい真っ黒なんです！

たとえるなら、長時間放置して酸化した油のような。粘り気があり、黒く濁っています。

これは一体…。私の体にどんな変化が訪れているのでしょうか。

・8日目の体重
朝　63・3kg
夜　63・4kg

デトックスの代償

12日間ダイエットを実践している多くの方が驚くのが排泄関連です。

まず、オナラ。かなり臭いです。

スムージーによるデトックスの効果によって、体の中で戦いが繰り広げられているのでしょう。

しかも、お腹が緩くなりますから、油断するとおならと同時に身も出てしまうおそれが……。オナラをする際は慎重に、誰もいないところでそっと済ませましょう。

胃や腸など、あらゆる体内で錆びてこびりついたものたちが剥がれて出てくるので、ウンチ自体も黒く濁っていることがあります。

川西さんも、体内にあった悪いものが順調に排出されているのでしょうね。

これが12日間ダイエットの醍醐味。

痩せるだけでなく、体の中を浄化してくれるのです。気分的にも爽快ですよ。臭いは、強烈ですが……。

9日目　食に彩りを

オススメ食事

この日は、朝早くから仕事があり、スムージーを食べる余裕がなく。習慣づけていた体重だけは測りました。

昼前には、空腹で仕事が手につかないほどに。試しに体重を量ってみると、朝からさらに0.4kg落ちていました。

昼の食事は、ご飯とスープ、そして梅ササミとモヤシの炒めもの。

ヘルシーなササミに加え、梅干しもモヤシもアルカリ性食品で、ダイエットにうってつけ。

また、ササミは、空腹時に食べると筋肉がつきやすい体になるのだとか。

このメニュー、個人的にかなりオススメ。味も美味しいし飽きが来ません。

ただ、梅干しの酸味が食欲をかき立てるので、ついたくさん食べてしまいそうになります……。

腹八分目でおさえました。

お風呂は、30分きっちりゲルマ温浴。相変わらず汗がよく出ます。

体重は、変化の幅がだいぶ小さくなってきた印象。この体重に体がかなりなじんできたのかもしれません。いい感じです！

夜のスムージーは、豆乳で溶き、さらにバナナやレーズンのドライフルーツを少し散りばめました。これが最近のお気に入りです。

・9日目の体重
朝　62・9kg
夜　62・9kg

アレンジスムージーについて

ダイエット中は、チョコやクッキーなどの甘いお菓子は口にできません。代わりに、スムージーをアレンジして食べるのを推奨しています。

スムージーに果物やグラノーラを盛りつけ。これだけでちょっとおしゃれなデザートの完成です。川西さんのようにドライフルーツを混ぜて食べるのもいいですね。

ただし、体重の増減には十分気を遣いましょう。アレンジスムージーを食べる分、昼食は少し量を減らすなど、適度に調節する心得は忘れないでください。

12日間ダイエットは、管理を徹底しすぎてストレスを溜めるよりは、続けることを大事にしています。

ですから、あまり気負わず、「美味しく食すためにはどうしたらいいだろう」と考えることに対する楽しみを持つようにしてください。

スムージーであれば、多少多く摂取してもかまいませんので。

10日目　食事最後の日

少し増えちゃった……

いよいよ、12日間ダイエットで食事ができるラストの日。明日と明後日の仕上げの２日間は、またスムージーだけの生活です。

食事は、ご飯とスープに生野菜、キャベツと牛肉の炒めものを食べました。牛肉を食べるのは、12日間ダイエット中で初ですね！

明日から食べられないという気分のせいか、ちょっとだけ多めに摂ってしまったかも……。体重が少し増えてしまいました。

お風呂は、きっちり30分、ゲルマ温浴。明日の朝には増えた分が解消されているといいですが。

・10日目の体重

朝　63・1kg
夜　63・5kg

残りたったの2日！

明日からは、またスムージーだけ。食べものとのしばしの別れが惜しまれ、この日はつい多めに食べてしまいそうになりますが、そこはぐっと堪えてほしいところ。

ここで食べ過ぎてしまうと、10日間積み重ねてきたものが台無しになってしまうこともあり得ますので、食欲のブレーキは必ずかけてください。どうしても食べたかったらスムージーで！

あとたった2日を乗り切れば、12日間ダイエットのプログラムは終了です。

ここからは、精神力、気持ちさえ挫けなければ、必ず達成できます。

何度も言いますが、たったの2日なのですから。

11日目　もう1段階体重ダウン

見えてきた61kg

きょうと明日は、食事ができません。スムージーを摂るだけの2日間。

しかし、最初のスムージー生活のときほどの不安はありません。「3日間乗り切れたのだから、

2日間くらいどうってことない」という気持ちが勝っていますね。

最初の3日間を乗り越えた成功体験が、自信につながっているようです。

きょう1日は、何事もなく終了。予定が詰まっていたおかげで、空腹はごまかせました！

体重は、昨晩30分ゲルマ温浴したおかげか、朝には体重が戻っていました。本日は、シャワーで済ませています。

これまで日中増えていた体重が、また減り出しましたね。夢の61kg台も見えてきました！

・11日目の体重
朝　62・9kg
夜　62・6kg

総仕上げに入ります

この2日間が総仕上げ。ここまで維持してきた体重からさらにもう1段階ギアを入れて、体重を落とします。これによって、より太りにくい体質を形成することができます。

ここまで来ると、こちらからお伝えするアドバイス的なものはありません。

ここまで続けてきた自分を褒め、何とかラスト2日間をやりきってください。

アレンジスムージーなどは控え、とにかくバナジウム水でつくったスムージーだけを摂るようにしてくださいね。

12日目　終了おめでとう、ですが……

ラストもしっかり減量

最終日とあって、テンションが高いですね。

しかし、空腹状態ですから、あんまり元気はないです。

ただ、最初のときのスムージー生活2日目は無気力状態でしたが、今回はそこまでもないです。

気持ちの問題かもしれませんね。1度経験し、大体のことが把握できているので、不安がないのだと思います。しかも、きょうで終わりですし！

1日のスケジュールも、通常どおりに進行。暑さは続きますが、バナジウム水を適度に摂取して、問題なく過ごせました。これが3日続くとたいへんですが、2日なら平気ですね。

体重は、きょう1日で0・5kg減。61kg台には突入できませんでしたが、当初の目標である62kgに到達できたので、ダイエット成功です！

最後の最後にゲルマ温浴30分。

最近では、これをしないと気持ちが落ちつかないくらい、自分のライフスタイルになじんでいます。

・12日目の体重
朝　62・7kg

夜　62・2kg

通過点です!

12日間のダイエット、お疲れさまでした!

まずは、ここまで来た自分自身を労ってあげましょう。「よく頑張ったね」と大いに褒めてあげましょう。

川西さんは、この12日間で3・7kgの減量に成功しました。元々そこまで体重の多い方ではないので、この量で十分なダイエットといえるでしょう。

チャレンジする方によっては、12日間で10kg以上減る場合もあります。12日間ダイエットの効力は、それほどすさまじいのです。

しかも、このダイエットのいいところは、リバウンドが少ないことですね。

この12日間で身についた、体重計に乗る癖や、長時間のゲルマ温浴を利用することで、体重の調整が簡単に行えます。

これから元の食生活に戻りますから、当然、体重は増えやすくなるわけです。定期的に生活を見直して、12日間ダイエットで培った経験を活用し、シュッと手早く体重を元に戻せるような態勢にしておきましょう。

12日間ダイエットの真価は、ここから先にあるのです。ここまでの12日間は通過点に過ぎません。

【図表９　12日間の体重変化グラフ】

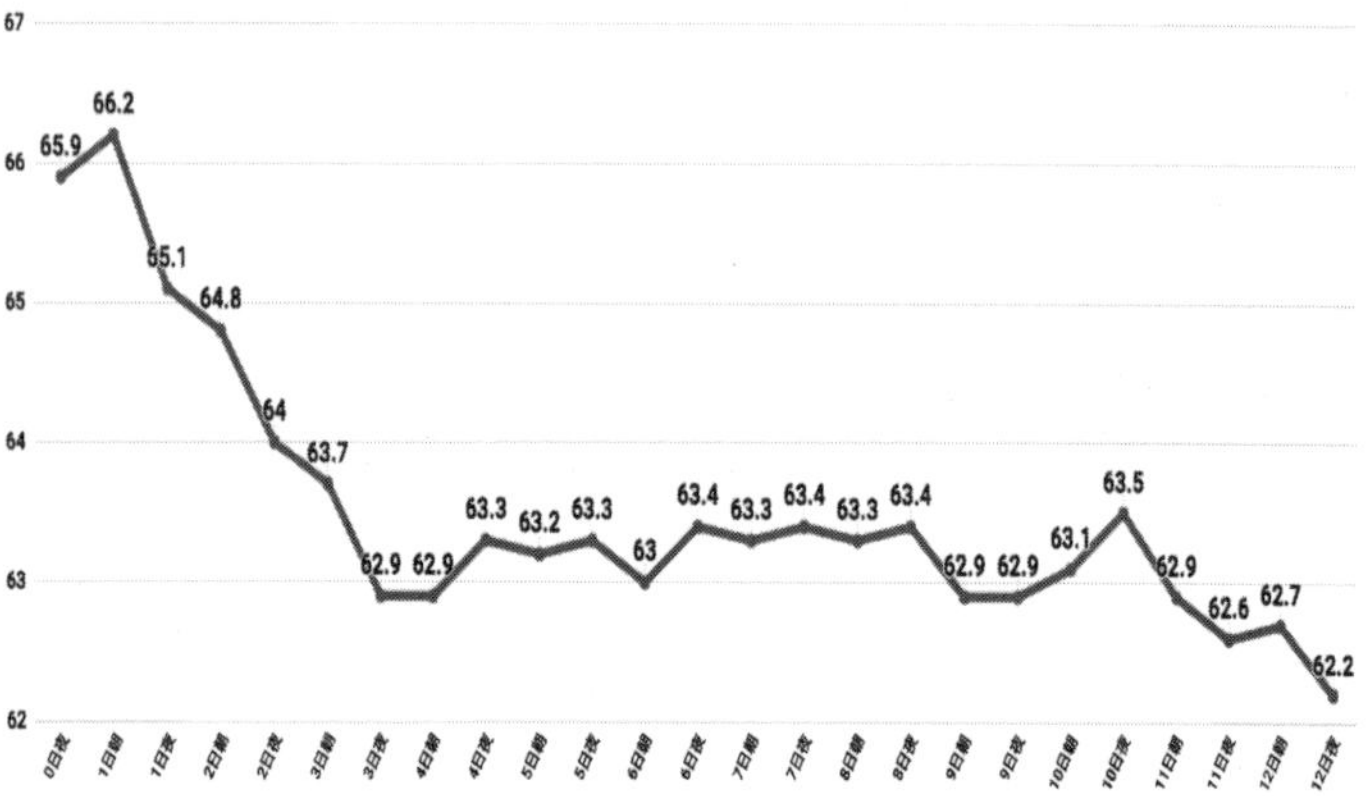

川西さんの１２日間の体重変化グラフ。最初の３日間でガクンと減り、間の１週間は増えたり減ったり、「へ」の字の形で推移しています。仕上げの２日間でさらに減らすことができました。

この１２日間で体質と意識が変わったので、その後も体重管理がしやすい体になっています。

ダイエット期間が終わった後も、体重がキープできているかどうかがとても大切なわけです。

川西さんの例を通して、あなたも12日間ダイエットの全貌がかなりつかめてきたことでしょう。

この次の項目において、川西さんの30日後の報告も紹介します。

川西さんが、ダイエットの前後で意識がどのように変わり、実際に体重はどのように移ろっているかを見て、本章の実践編を終わりとしましょう。

30日後　その後の変化

その後の体重について

12日間ダイエットからちょうど1か月、30日が過ぎました。体重ですが、ラストの日の62・２kgより少し増えて、62・５kgから63・３kgくらいの間を行ったり来たりしています。

このくらいであれば、リバウンドはなかったといっていいでしょう。

たまに付合いなどで食べ過ぎる日が続くと64kgを超え、65kgに近づくときがあります。そういったときに頼るのが、スムージー。朝と夜をスムージーにし、昼に好きなものを食べるスケジュールを２日ほど続けるだけで、体重を元の62kg台へあっさり戻すことができます。

大事なことは、「体重変化に敏感になること」だなとつくづく実感しています。ちょっとの増加であれば、早めに気づくことですぐ戻せるのですから。

こまめに体重計に乗るのは、本当に本当に大切です。簡単なことですが、なかなかできないこの行為こそが、12日間ダイエットの肝なのかもしれません。

身についた管理術

12日間ダイエットが終わった後、「61kg台も夢じゃないのでは」とちょっと欲を張って、しばらく食事制限を続行していました。

思惑どおり61kgに持っていけたのですが、到達した途端、あまり体調が優れなくなってしまいました。

61kg台にするには、けっこう食事を我慢しないとならず、また運動も意識してやらないといけませんでした。

けっこうストレスが溜まりやすいというか、イライラしていることも多かったですね。

ここからわかることとして、私の場合、62kg後半くらいが、体質や生活リズムから導き出される最適体重なのだと思います。ここからさらに61kgのゾーンへ行こうとすると、無理が発生してしまい、体調に影響を与えてしまうのでしょう。

以降、62kg後半あたりをキープできるよう意識しています。これのおかげか、体調良好な日が続いています！

変調の兆《きざ》しがわかるように

このように、体重が健康のバロメーターになっていることを身をもって痛感しています。体重計にこまめに乗ることで、体調管理がすごくしやすくなりました。

何をすると増え、どうすると減るのか、自分の体の特性を把握することができます。

また、体重計に乗る前に、「今はこのくらいだろう」と体重を予想するのですが、この予想よりも極端に増えていたり減っていたりしたら、変調の予感。

この誤差は、自分の脳が疲れていて正確な予想が立てられていないか、もしくは体が不調になりかけている前兆です。

脳が疲れていたら、ゆっくり休むようにします。体重が増え過ぎているときは、食事コントロールのほか、ゲルマ温浴にゆったり浸かるのもいいですね。身体がリフレッシュします。

身体が不調になりかけている合図だったら、抗体のつきやすい栄養のあるものを積極的に摂取します。これが体調管理や風邪の予防につながります。

今後のこと

12日間ダイエットを境に、体重や健康への意識が大きく変わりました。これが、このダイエット最大の恩恵といっていいでしょう。

長期的に見れば、今後、体重は少しずつ増えていくかもしれません。また、以前の体重に戻りそうになる日がくるかもしれません。そういうときは、ぜひともまた12日間ダイエットをやりたいですね。

とはいえ、12日間ダイエットで教わったことを2、3日続ければ、増えた体重はあっという間に元通りになっているのが現状。

しばらくは、あの3日間のスムージー縛り生活を送ることにはならなくて済みそうです。

【図表10　12日間ダイエット前後の変化】

ビフォー　アフター

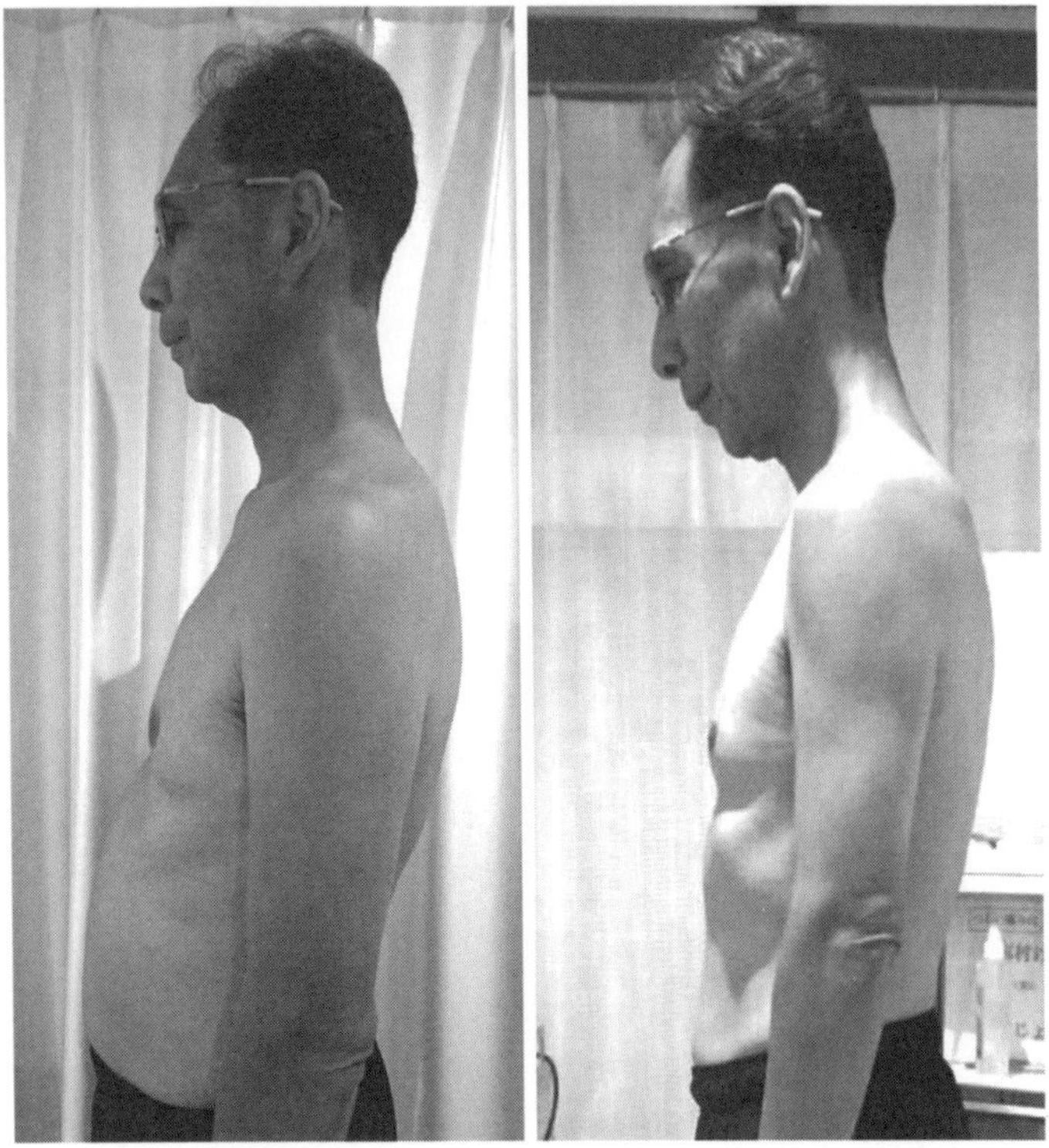

上の写真は、著者である私・中村啓紀の１２日間ダイエット初挑戦時のビフォー・アフター写真です。

年齢は５０代半ば、そこまで痩せる必要はありませんでしたが、物は試しと実践したところ、１２日間で5kgのダイエットに成功しました。

効果は個人差がありますが、多くの方がこのように劇的な変化を遂げることができています。

第4章　より効果を上げるためのメンタルケア

人はお腹が空く生き物です

鉄板の質問

「お腹が空かないんですか」。

12日間ダイエットの説明をすると、多くの方から返ってくる鉄板の質問がこれです。

正直に言います。お腹が空かないわけがありません。

最初の3日間は、必ず空腹を味わいます。何か口にしたくて仕方がなくなります。

その絶望的な空腹感が、初日から来るか、3日目に来るかは、個人差がありますが、食べなければお腹が空くことは、すべての人に共通します。

どんなダイエットもそういうもの。激しい運動を伴ったり、食事制限を強いられたり、我慢しなければいけないことは必ずあります。最初から最後まで楽して痩せるなんてことは、できないのです。

多くのダイエット挑戦者たちは、どうやら次のように考えているようです。

「お腹が空く=思わず食べて太ってしまう」。

しかし、この考え方は、あまりにも短絡的です。

お腹が空くということは、つまり食欲が湧いているということですよね。これは、人の持つ当たり前の欲望の１つであり、もし食欲がなくなってしまったら、それは不健康な状態であるといえます。

つまり、お腹が空くことは、とても自然的で、健康である証です。それをわきまえておきましょう。

12日間ダイエットは、食べないダイエットではありません。

空腹感は、抑えることができます。また、摂取するスムージーは、腹持ちする食べ物です。バナジウムの効果が空腹感を紛らわし、さらに我慢がききやすい体にしてくれます。

ただ、味に飽きが来てしまうことは、当然あるでしょう。

前章の実践編でも書きましたが、スムージーをアレンジし、なるべく楽しく続ける工夫を凝らしていきましょう。

空腹に勝つには

さて、本章は、精神論、メンタルに関するケアの話をする章です。

ダイエットを成功させるために必要となる心の持ち方に迫っていきます。

私たちには、たくさんの欲があります。欲望が満たせないと、大きなストレスを感じてしまう生き物です。

一番ストレスになるケースは、いとも簡単に欲を満たせる状態にあるのに、制限されて、それができないときです。

すぐそばの棚に手を伸ばせばお菓子があるのに、ダイエット中のため我慢しなければいけないという状況は、たいへんなストレスなのです。しかも、食べることが許される日がとても遠かったり、いつなのか設定されていなかったら最悪です。

その点、12日間ダイエットは、明確化されています。最初の3日間と最後の2日間さえ我慢すればいいのですから、空腹感との戦いも切り抜けられるというものですよね。

1か月や半年間も我慢しろという類のダイエットではないので、誰でも難なく乗り越えられるようになっています。

ダイエット中、お腹が空き過ぎて諦めかけているときは、ぜひ思い出してほしいのです。「人はお腹が空く生き物である」ということを。そして、欲望を満たせる日はすぐ近くにあることを。あまり重くとらえず、軽い気持ちでやってもらうことを重視しているのが、12日間ダイエットです。

太るにはお金がかかる。痩せるにもお金がかかる

ダイエットを躊躇する理由

ダイエットを積極的に行う方は少数で、多くの方が挑戦することにためらいがちです。ダイエットには、「我慢」や「苦しさ」がつきものなので、これは当然といえば当然かもしれません。

ダイエットでより大きな効果を得るためには、覚悟が必要です。本書でも、体重計に乗ることや長風呂など、誰でも簡単に行えるダイエット術に触れていますが、これらだけではダイエット効果は薄いと言わざるを得ません。

スムージーやバナジウムのような、必勝アイテムを用意することで、抜群のダイエット効果を得られるのです。

必然的に、ダイエットをするためには、お金がかかってしまいます。今、世の中にあふれている多くのダイエットが、お金なしでは実践することのできないものになっています。

ダイエットをしようと思っていてもなかなか前向きになれていない方に、12日間ダイエットという比較的楽なダイエット法を紹介しても、やはり躊躇してしまうのです。

金銭面は、ネックですよね。多くの方が、我慢しないで済む楽なダイエットを求め、なおかつ予算も最小限に抑えたいと考えています。

お金をかけてできあがった「トトロ」

12日間ダイエットの予算が高額かお得であるかは、各人の経済事情による部分が大きいので、ここでは深く追及しません。

私が申し上げたいことはただ1つ、本項目の題名のとおり、次の言葉です。

「太るにはお金がかかるのだから、痩せるにも当然お金がかかるのです」。

これは、私の言葉ではなく、私が尊敬するダイエットの「師匠」の言葉です。本当にそのとおりだなと、初めて耳にしたとき深く感じ入りました。

私は、居酒屋大好きで、ファミレス大好きで、間食も大好きで、いつもスナック菓子をボリボリ食べているような人間で、一時は１００kg近くまで体重がありました。

大枚はたいて暴飲暴食を続けてきた結果、手に入れたのは、愛する娘たちに「トトロ」と指差されるくらいに膨れ上がったお腹。お金が脂肪の塊となって、私の体にまとわりついていました。

私が痩せようと決意したとき、これまでの過剰だった飲食代以上の出費をする覚悟は、絶対に必要だったのです。

お金をかけて太ったのですから、痩せるのにもお金がかかるのです。師匠に言われ、肝に銘じました。

この覚悟を知ってから、私はダイエットに伴う出費に前向きになれました。

それまでは、「お金をなるべくかけず、楽して痩せる方法ないかな」と考えていましたが、このような生半可な気持ちでやろうとするから、長続きしなかったのだと思います。

考え方1つで、ダイエットに対する取組み方が変わってくるものだと、身をもって経験したのです。

放置したらもっとお金かかっちゃうかも

ダイエットというものは、たいてい苦しいものです。苦しいものにお金を使うことが解せないという気持ちは、すごく共感できます。

ただ、これまでも何度も言ってきたように、12日間ダイエットは「苦しい」を極力排除して、結果が出せるようにした洗練されたダイエットです。

心身への負担は、他のダイエットに比べても相当軽いはずです。多少の出費はあるでしょうが、払った価値に見合った成果があります。

もう1つ、つけ加えておきたいことがあります。

それは、痩せないことのリスク。太ったままにしておくことは、たくさんの不幸をもたらすかもしれないのです。

お金をかけてでも痩せようとしないと、後々になってたいへんなことへと発展するリスクがあります。

私の周りでも、肥満を放置して、暴飲暴食を続けて、成人病や糖尿病など、様々な生活習慣病を発症している人がいます。

ダイエット以上に苦しい未来が訪れるかもしれないのです。そして、治療をするために、たくさんのお金をかけることにもなります。生活や仕事にも支障をきたすかもしれません。

お金をかけて太り続け、さらにお金をかけて治療する、非常に悪循環。

恐がらせるつもりはありませんが、このようなリスクを加味したら、お金をかけてでも、今すぐ痩せておくことは必須となってくるでしょう。

ダイエットとは体と心の両方を管理すること

「できない理由」ばかり探す理由

これまで、私は、様々なダイエットに挑戦する方を多く観察してきました。そして、ある1つの結論に達しています。続けられる人と、途中で挫折してしまう人には、明確な違いがあると。

続けられない人は、言い訳をよくします。ダメな理由、できない理由を挙げ連ねます。「忙しいからできない」「やり方に納得がいかない」「成果を感じられない」……。

それらは、大概、根拠のないものばかりです。少なくとも、主観的な視点だけでは、決めつけることができないものたちなのです。にもかかわらず、彼らのように途中でリタイアをする人たちは、一方的に決めつけ、これ以上続けても意味がないと切り上げようとするのです。

しかし、実のところ、これは本当に仕方のないことなのです。ダイエット中は、空腹がつきまといますし、我慢しなければいけないこともあります。不安が募り、ストレスが溜まり、ネガティブになりやすいのです。

最初は、「やってやろう」という気概にあふれていても、日を追うごとにネガティブになり、気持ちがふさぎ込みがちになります。これは誰でもそうです。

ダイエットを続ける上で、これらネガティブに太刀打ちできる精神が必要となってきます。

続けられる心境をつくる

それでは、どうやったら、ネガティブな気持ちを封じ込め、ポジティブにダイエットを続けることができるのでしょうか。

ポイントとなるのは、「楽しめるかどうか」です。

楽しいことは、続けられます。ですから、ダイエットにおいて、できるだけ楽しめる環境を演出しないといけません。

もう少し厳密にしておくと、ダイエットには、楽しめる瞬間と苦しいと感じる瞬間があるはずです。体重計に乗って減っていたら嬉しいでしょうし、空腹の絶頂にあるときは辛いわけです。

要するに、これら楽しいことと苦しいことのバランスです。苦しいことが多いダイエットは、ネガティブになりやすく、楽しいことの多いダイエットは、前向きでいられ、ダイエットが続きやすいというわけですね。

この点で、12日間ダイエットは、私は優れていると思っています。続きやすいダイエットなのです。

仲間を見つける

究極の、楽しめるための、そして続けられるためのテクニック、それは仲間を見つけることです。

ダイエットに限りませんが、1人で何かをやり続けるというのは、膨大なエネルギーが必要です。

楽しみが多い12日間ダイエットも同じで、1人でやっていると、ネガティブな気分のときに思わず諦めたくなってしまうことがあるかもしれません。

そこで、そういった余計なエネルギー消費をしないために、一緒にダイエットを実践する仲間をつくりましょう。

私自身、これまで新しいダイエットを試す度に、妻と行ってきました。一緒に実践し、励まし合うことの大きさをよく知っています。勉強もスポーツも何でもそうですが、ともに切磋琢磨することで、お互いがより大きな成果を得ることができます。

仲間を見つけることは、ダイエットには必須のアイデアとも思っています。

一緒に続けていく仲間さえいれば、やれない理由を探す時間を与えないまま、楽しくダイエットを頑張ることができます。コミュニケーションによって心の負担が軽減され、周りと成果を比較し、やり方を相談し合うことで、より効率的なダイエットを達成することができます。

仲間の存在が、心の操縦を容易にしてくれます。

仲間を見つける―ダイエットの際は覚えておきましょう。

ホウレンソウで脱落者激減

ダイエットIT革命

1つ前で、「仲間を見つけよう」という提案をしましたが、次のような反論が返ってきそうです。

「仲間といわれても、そう簡単に見つかるものではない」。

確かに、自分がいざダイエットを始めようというときに、ちょうどタイミングよく始めようとしている人を探すのは容易ではありません。

だからといって、「一緒にやらない？」と誘うのも難しいですよね。相手に「太ってるように見えるから誘ってきたのか」などと思われ、仲がギクシャクしてしまっては元も子もありませんから。

冗談は置いて、仲間を探すときは、すでに体重増を気にしていて、ダイエットを始めようと、いざ腰を上げようとしている人を見つけるのが一番でしょう。

肝心の見つけ方は、現代ならではの方法を使えばいいだけです。インターネットを利用すれば、一緒に体重と戦っていく仲間を探すことができます。

ダイエットを一緒にする仲間は、別にすぐそばにいなくてもいいわけです。

私の場合は、身近な存在の妻と一緒に実践するのが恒例でしたが、離れている仲間と一緒に実践しても成果は出ます。

実際に、これまで何人もの方に、インターネットを通して仲間と励まし合いながら、ダイエットに挑戦してもらったところ、脱落者の大幅減に成功しました。

必殺のＳＮＳ

具体的には、私の場合、現在主流のＳＮＳ（ソーシャル・ネットワーキング・サービス）である

LINE（ライン）を活用しています。

LINEを使ったことがない方にはチンプンカンプンかもしれませんが、一応、説明しておくと、次のようになります。

まず、アドバイザーである私たちを含め、12日間ダイエット挑戦者たちが同じLINEグループに入ります。

私たちアドバイザーは、12日間ダイエットの流れや、各手法について詳しい説明を行い、困ったことがないかを逐一挑戦している方々へ投げかけます。

1つのグループに集められたダイエット挑戦者たちは、お互い声を掛け合い、報告し合い、共感し合い、ときにはアドバイスし合いながら、12日間をともに、ときに苦しみ、ときに楽しみ、乗り越えていくのです。

体重の報告もしていただくことになっていますが、「恥ずかしくてグループでは報告できない」という方は、個別でこっそり教えてもらっています。今後の方針や対策を固めるためにも、アドバイザーへの報告は絶対ですから。

インターネットを基盤としたコミュニティーを形成する。たったこれだけのことで、脱落者は激減しました。

このことは、ダイエットにおいて、メンタルがいかに大切なことであるかを顕著に表しているといえますね。

情報の送受信が大切です

現代は、本当に便利な世の中だと思います。スマホ片手にポチポチやれば、どんなに離れた場所に暮らしていようとも、簡単に仲間と情報を共有でき、報告を行え、個々にフォーカスした改善点を見出すことができるのです。

現在の環境なんて関係ありません。誰でもダイエットを成功させるための設備が整っているといえます。

ここで大事になってくるのは、きちんと情報のやり取りを行うことです。これを怠ってしまったら、仲間やアドバイザーからは支えてもらえません。1人で戦うことになり、たいへんな苦痛を味わうことになってしまいます。

とにかく濃く連絡を取り合うこと。これがダイエットをより加速させ効率化させる秘訣になります。

私たちアドバイザーも、この点には十分配慮して日々フォローに当たっています。こちらからできるだけたくさんの情報を与え、声かけを重視し、盛り上げ、気軽に質問しやすい環境を意識。コミュニケーションが取れれば取れるほど体重が減るのだと信じて、皆で成功への道を歩めるようにしています。

これこそが、現代ならではの体と心にダイレクトによい影響を与えてくれる、画期的なＩＴ系ダイエット術でしょう。

【図表10　LINEを使ってのやり取り】

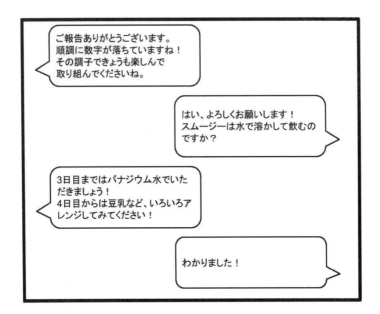

このようにLINEを代表とするコミュニケーションツールを使って仲間やアドバイザーと密にやり取りすれば、やる気が呼び起こされ、ダイエットを続けることができます。

１人でやるよりも、何十倍もの効果が得られることでしょう。

ＬＩＮＥと来院、夢のコラボ

アナログかつデジタルで

12日間ダイエットは、１人でもできるダイエットですが、ここまで話してきたとおり、たくさんの仲間やアドバイザーとともに進めていくことで、より大きな効果が得られます。

さて、ＬＩＮＥを利用した12日間ダイエット応用術を紹介しましたが、ここでさらに私たちならではの効果倍増法に触れておきます。

私たち12日間ダイエットを広めるアドバイザーは、整体院や整骨院などの治療家を中心に構成されています。これは、12日間ダイエットが単なる「痩せるための方法」ではなく、「健康になるための方法」であると考えているからです。

体のどこかを痛めている人に対する治療は、患部に手技を施すことが直接的な治療になります。それと並行して、体のバランスを整える根本の治療やアドバイスを行うことで、痛みが再発する可能性を抑えることが最良のケアといえます。

このような「両側からの治療」を実現するために、12日間ダイエットを推奨しているのです。

12日間ダイエットで体重を落とし、体の健康力をアップさせることで、痛みの少ない理想的な体を手に入れるわけですね。

個々の治療院に属している各自の「武器」を持った治療の専門家たちが、先ほど紹介したLINEグループに常駐し、適切なアドバイスを行っていくのが、私たち独自のやり方です。

ダイエットのことだけでなく、体重以外の体の悩みを抱えている方にもアドバイスできるのです。

直接の手技が必要であれば、グループに加盟している最寄りの治療院に通っていただくことも可能です。

食欲を抑えるツボを押してもらったり、身体の痛いところをほぐしてもらったり。

LINEというデジタル最新技術を用いてたくさんの専門家とつながり、適切な施しをアナログ的に受けることもできるのです。

これ、けっこうすごいことだと思いませんか！

LINEと来院、両者を絶妙に配合したダイエット、決して駄洒落のためだけに言っているのではありません。

諦めさせません勝つまでは！

私は、これまでたくさんの治療院に声をかけ、一緒に12日間ダイエットを広めてくれる加盟店を増やしてきました。

加盟店が増えれば増えるほど、挑戦者にとって最良のダイエット環境が築けるということを実感しています。

ダイエットに挑戦する人たちは、体重のこと以外にも様々な潜在的な悩みを抱えています。それらを治療の専門家たちが見抜いてあげ、適切な処置を施すことを可能にしているのです。

これによって、より一層12日間ダイエットの効果が大きくなりました。全国津々浦々、特定多数の人たちを1つの領域に集められるSNSの恩恵ですね。

さらに、もう1つ、加盟している治療院が増えたことで、受けたメリットがありました。

ダイエットに挑戦する人たちにもいろいろな方がいます。お互い人間ですから、相性の合う者どうしもいれば、そうでない者どうしもいます。

マンツーマンレッスン系のダイエットが近年増えていますが、指導者との相性が最悪だと長続きしないのは想像に容易ですよね。

加盟店が増えれば、こういった相性面での失敗は減っていきます。

連携してくれる治療家がたくさんいるので、それぞれ挑戦者ごと、相性抜群の専門家を見つけることができるからです。

相性のよい人と密に連絡を取り合い、適切なアドバイスをもらい、励ましてもらうことで、気持ちを高いところで維持しながら、12日間を乗り越えることができます。

「諦めにくい環境」ができあがっているのです。

これが、ダイエット成功率に大きく関与しています。どうしても、ダイエットは、メンタル面に左右されるところが大きいですからね。

このようなコミュニティーの厚さ、濃さが、私たちで行っている12日間ダイエットの付加要素であり、強みになります。

加盟している治療院は、全国に拡大中です。

現時点での加盟店のリストは、本書の最後に掲載してありますので、参考にしてみてください。

お近くの加盟店に「12日間ダイエットに挑戦したい」旨をお伝えいただければ、すぐにプログラムを開始することができます。

本来、12日間ダイエットのすべてをこなすには、スムージーやバナジウム、ゲルマニウムなどの特殊なアイテムを調達する必要がありますが、加盟店ではこれらをセットで提供してくれます。

説明を受け、手続を経れば、簡単に12日間ダイエットに挑戦できる点は、忙しい方にとくにおすすめだと思います。

前述しましたが、仲間たちと励まし合いながら実践できる点や、治療院での施術を受けられるのも大きな魅力になっています。

興味を持たれた方は、まずはお問合せしてみてくださいね。

「自分でひとりでもやれる」という方は、もちろん、自身でアイテムを揃えて、12日間ダイエットをスタートさせてください。

本章のレポートを参考にしながら進めていただければ、つまずくことなく「体重に勝つ」ことができるでしょう！

第5章　体を太らせないコツ

体のやり繰り術を身につけよう

最強のコツとは

本章では、12日間ダイエットを実践している間や、ダイエットを終えた後、体重を増やさないで理想的なところで維持し続けるためのコツを紹介していきます。

今は、体重に関して大きな悩みを持っていなくても、「もしかしたら今後危ないかも」と不安になっている方にとっても、お役に立てる章といえるでしょう。

ここまで、12日間ダイエットやそれに付随した様々なアドバイスを散りばめてきました。その中で、一貫して私が中心に据えていたものがあります。

それは、「管理する」ということ。体重を増やさない最強のコツは、ここにあるといっていいでしょう。

もっと平たくいえば、「やり繰り術を学ぶ」ということになります。

痩せたままの人と戻っちゃう人の違い

体重は、お金のやり繰りに似ています。

当たり前の話ですが、お金を増やしたいなら、支出を減らし、収入を増やせばいいわけです。

体重もこの理屈が当てはまるでしょう。身体というのは、私たちの思っている以上に正直なところがあって、食べれば太りますし、食べなかったり、運動をすれば痩せていくわけです。謎の体重増加や大幅減少はありません。自分の生活を振り返れば、必ずどこかにその要因があるはずなのです。

節約を心がけて、お金のやり繰りをうまくやっていくように、体重も食べる量をセーブしたり、体をこまめに動かしたりといった工夫を凝らさなければ、減らすことはできません。

例えば、買い置きを控えるのも1つの工夫です。お菓子を手元に置いておくと、小腹が空いたときについ手を出してしまいますよね。結果、食べ過ぎて、体重増加の引き金となってしまいます。余計な買い置きはやめておきましょう。

普段のちょっとした心がけ、意識の持ち方が、体重にわずかながら影響を与えます。それが積り積もって、体重維持への重要ファクターとなってくれるのです。

ときには断る勇気も

付合いで食事に行くことは誰にでもあることでしょう。しかし、それが連日続いてしまうと、飲み食いし過ぎて、体重が気がかりになりますよね。

人付合いは大切です。体重や健康のため、交友を断絶せよなんてことは言いません。しかし、体のことを思えばこそ、ときには断る勇気も必要なのではないでしょうか。

私も、絶対に参加しなければいけない集まりを除けば、体重を調整したい日の食事のお誘いは断るようにしています。

無下に断るのではなく、きちんと「体重が増えてきていて」「健康が気がかりだから」といった理由を添えて相手に伝えています。そうすれば、相手に嫌な思いを抱かせる心配もありません。

日本人は、ノーときっぱり言うのが苦手といいますが、それはきっと相手の印象を損なうことを恐れているからでしょう。

しかし、安心してください。誰もあなたのことを不健康にしてまで食事に誘おうとは思っていません。理由さえあれば、誰も無理に誘うことはしませんよ。

太らないよう、体重を維持していく上では、勇気を持って断るようにしましょう。

ほんの3日です

「最近、出費が多いなあ」と思ったら出費を抑えるように、食べ過ぎ飲み過ぎてしまう日が続いたら、意識的に体重をコントロールする癖をつけましょう。

サンプルとしては、2kg太ったら1日から最大で3日くらいまで食事制限し、スムージー主体の生活を実践します。

これは、私の場合ですが、これだけで体重をすぐに戻すことができています。この間、激しい運動やサプリメント摂取などは必要ありません。12日間ダイエットの最初の3日間に近いことをするだけです。

多くの12日間ダイエット経験者が、このようなちょっとした意識変化で、増えた体重を再び減らすことができています。

せいぜいほんの３日、これだけやれば、太ることはありませんし、病気からも遠い存在でいられるわけです。

痩せたままでいられる人と、リバウンドしてしまう人の違いは、ここにあるでしょう。

やはり、ダイエットの最大のコツは、管理、やり繰り術です。

夜、グーを聴いてください

食べる時間を早くする

増え気味な体重を減らしたいときに便利な、「痩せるサイン」があります。

それは、夜寝る前に、「グー」とお腹が鳴る音を聴くことです。

鳴らすためには、当然、胃が空っぽに近い状態でないといけません。しかし、多くの方が、夜はけっこうがっつり食事を摂るようです。これでは就寝前になってもお腹が減ることはないですよね。

寝ている間は、エネルギー消費を最小限に抑えています。にもかかわらず、私たちは夕飯をたくさん食べて栄養を蓄積させせます。それはなぜでしょうか。

これは、体がどうこうよりも、精神的に「夜は思いきり食べたい」という気分が勝るからでしょう。仕事や勉強が終わった開放感とか、仲間たちと過ごす時間や空間が演出する高揚感とか、飲食店から漂う誘惑が、私たちを夜たくさん食べさせるのです。

しかし、理屈や体の構造の上では、夜はそれほど食べる必要はありません。

そこで大事なことは、なるべく夕飯の時間を早めるということです。体に食べたものを消化させる十分な時間を与えれば、夜にグーと鳴るのを聴ける可能性が格段にアップします。

タイムリミットは睡眠4時間前

胃の中の食べものが消化するのにかかる時間はおよそ4時間。食事をしていいタイムリミットは、ここにあります。寝る4時間前に食事をすることが、痩せるための重要課題になります。

夕方の17時に夕食を終えれば、21時には消化され、22時か23時にはお腹がグーと鳴ります。このタイミングで布団に潜るのがベストです。

もちろん、空腹感とは多少戦うことになります。食べ物は摂らず、温かい飲み物やスムージーなどで紛らわすといった工夫をしましょう。

これをほんの数日やるだけで、体重を減らすことができます。

付合いで日付が変わる深夜帯まで飲み食いしていたら、グー音が鳴るはずありません。昼は昼でランチを食べていますし、消化系の臓器は始終活動を強いられることになり、へとへとに疲れているはずです。

当然、夜食べた物は消化されず、体の脂肪になる可能性大。ときには、翌日、不調を感じ、お腹を壊してしまうこともあります。

たまにこういう日があるのは付合い上仕方がないですが、頻発するのは体によくありません。

夜は激やせボーナスタイム

なぜ、夜にグーと鳴らすのがいいのでしょうか。

寝ている間の胃の状態が、体重と大きくリンクしているからです。空腹の状態であれば、脂肪が燃焼されやすくなり、翌朝、より一層の体重減を体験することができるでしょう。冒頭にも言ったとおり、グーの音が落ちるサインなのです。

早めに夕飯を食べても、グーと鳴る前に布団へ入ってはいけません。消化完了の合図を聴いてから寝るようにしましょう。

早めの夕食というのは、ちょっとの時間調整で簡単に達成できるはずです。

毎日これを実践しろというのではありません。体重が気になってきたらの話です。「１日何も口に入れるな」といった無理を言っているわけでもないので、ぜひ心がけてみてください。

「グーの音は体が変化する兆し」と主張する人もいるくらいです。簡単で、なおかつ抜群に効果があります。

体重計くらい乗りなさいよ

まず現実を見ましょう

これまで何度も書いていることをしつこく書いておきますが、体重測定は、毎日の習慣としましょう。

これは、すべてのダイエットにおける超基本であり、12日間ダイエットにおいては、大きな柱の1つとなっています。

実践編の第3章で、川西さんも日記に書いていましたが、体重計に乗ることで、自分の体のリズムを知ることができます。

私は、体重計で現実を見て、一喜一憂しろと言っているのではありません。もちろん、体重が減っていたら飛び跳ねて喜んでくださってもいいのですが、大事なのはそこではありません。

自分がどうすることで、どのくらい太るのか。逆に、何をすれば、どのくらい減るのか。こまめに測れば測るほど、それら現実のアップダウンを厳密に把握することができます。

ダイエットがうまくいかない人の特徴は、報告が苦手なことです。体重の測定結果さえ教えてくれません。

これは、成果が出ていないから報告しないのではなく、単純に体重計に乗っていないのです。「忙しい」を言い訳にして、現実を量り取ることを怠っているのです。

体重測定なんて10秒足らずでできます。それすらやる時間がないほど忙しい人は、体重を増やすほど食べる時間もないはずです。

要するに、面倒だから乗らないわけで、そういう人は、ダイエットなど成功できるはずもありません。

私がダイエットのサポートをする際、「報告をしてください」と口を酸っぱくして言うのは、体重計に乗る習慣を定着させ、自分のことを詳しく知ってもらうためという真意があります。

変化を楽しんでください

実際に、たくさんの方のフォローに当たっていると、いろいろな体質の人がいるのだなとその都度感心しています。

朝は体重が減って夜に増える人もいれば、全く逆の体質の人もいます。12日間ダイエットを経て体重の動きが変わった人もいます。

体重は、常に一定などということはありません。増えたり減ったりしますから、自分の中でその法則をつかめるようになっていきましょう。

こういった変化を観察することも、体重計に乗る楽しさといえるでしょう。

「きょうは、食べ過ぎてしまったから○kgくらいかな」と、予想ゲームとして楽しみながら、体重計に乗るのも一興です。

正解していたらちょっと嬉しいですし、自分のことを熟知できている証拠ですから、今後も体重や健康の管理がしやすくなります。

ダイエットとは健康法である

目安にしたいBMI（ボディマス指数）

体重を減らすにしても、「一体自分はどのくらいの体重を目指せばいいのか」と悩んでいる方もいるでしょう。

そういうとき目安としたいのが、BMIです。

正式には、Body Mass Index。ボディマス指数と呼ばれるこの指数は、次のような計算式で導けます。

・ボディマス指数＝体重（kg）÷（身長（m）×身長（m））

試に値を入れてみましょう。

体重65kgで、身長1・7m（170cm）の人のBMIを出してみると、次のようになります。

BMI＝65÷（1・7×1・7）≒22・5

実際のご自身のBMIも出してみてください。どのくらいの値になりましたか。

一般的には、18・5を下回ると低体重、18・5〜25の間が標準、25を超えると肥満とされています。

ボディマス指数22は病気知らず

よく言われているのが、「ボディマス指数22は病気知らず」ということです。

確かに、私や周りの方の経験を踏まえてみても、22は健康体重だと思います。23もいい感じですが、見た目にはちょっとぽっちゃりに映るかもしれませんね。

ですから、まず太り気味を気にしている方、検査で肥満と診断された方は、ＢＭＩ22から23あたりを目指すといいでしょう。

実際に、どのくらいの体重を目指すべきかは、計算式を次のように変形すればいいわけです。

・健康体重＝身長（ｍ）×身長（ｍ）×（22もしくは23）

これが、理想の体重を求めるための重要な計算式になります。まずはここを目標に、ダイエットにチャレンジしていってください。

ちなみに、21以下になったからといって不健康というわけではありません。とりわけ現代は、痩せた体を理想とする人が多く、20や21くらいのＢＭＩを目指す人もいます。

痩せることに固執しないで

痩身の極限を求めることを決して否定しませんが、健康を犠牲にしてまで減らすのは絶対によくありません。

ダイエットは、あくまで健康になるための方法の1つであることを忘れないでください。

健康のために働きかけた結果、スリムな体が待っていると考えるようにしましょう。

ヨガの併用で効果を加速させる

おすすめのヨガ3つを紹介

12日間ダイエット中はもちろん、ダイエット後も習慣的にやることをおすすめしているのが、ヨガです。

ヨガに関しての情報は、本やテレビやインターネットなどでたくさん配信されていますし、ヨガを扱っているフィットネスクラブもたくさんあります。ヨガのすべてをここで語り尽くすには、ページが足りないので、詳しい言及は避けます。

本項目では、12日間ダイエットと相性がいい3つのヨガを紹介します。

起床後や就寝前、お風呂に入った後やちょっとした隙間時間に、ぜひやってみてください。

また、言葉説明だけでは伝わりきらない面もありますので、インターネットで検索したりして、実際にやっている動画を見るのもおすすめです。

間違ったポーズをとらないように注意しましょう。

お腹スッキリ「赤ちゃんのポーズ」

ヨガのポーズの中では、最も有名な1つかもしれませんね。

姿勢としては、体育座りのまま、ごろんと後ろに転がった感じに近いです。

具体的な流れとしては、次のようになります。

まず、仰向けになりましょう。そして、両足を抱えるようにして、上体へと引き寄せます。

続いて、頭を持ち上げ、抱えた膝へと近づけます。ポイントとして、このとき丹田を意識します。おへそより少し下のあたりです。

このままで、ゆっくり深い呼吸を繰り返します。お母さんのお腹の中にいた頃が呼び起こされるような、全身がとてもリラックスするポーズです。

この赤ちゃんのポーズが優れている点は、整腸作用があることでしょう。

12日間ダイエットのテーマの1つは、デトックス。悪いものを出していくことが肝心要のスタートです。

それをサポートしてくれるのが、赤ちゃんのポーズなわけです。

ダイエット後も、お腹がスッキリしないなと思ったときはやってみてください。

とくに、朝起きた直後は、効果があります。

寝起きの低い体温が一気に高まりポカポカしますよ。

冬場はより最適です。

代謝力アップ「三角のポーズ」

三角のポーズは、少し複雑ですが、体と精神のバランスを整えるたいへん有意義なポーズです。まずは、説明や動画を参考にしながら実践し、体と脳に覚え込ませましょう。実践することで、体の調子がよくなっていくのを感じられるはずです。

三角のポーズの流れは、次のようになります。

① 両足を大きく開いて立ちます。

② 右側から始めましょう。右足は90度右へ傾け、左足は正面を向かせます。左右のかかとが両肩と平行、一直線になるようにしましょう。

③ 両腕を肩の高さまで上げます。肩から指先まで一直線、床と平行になるように。手のひらは下向き、力を抜いてリラックスな気分を維持します。ここで息を深く吸い込みます。

④ 息を吐きつつ、上体を右へと倒します。無理のないところまででいいので、右の手先で右足のどこかにタッチできるところまで伸ばしてください。脇腹の伸びを感じましょう。コツとしては、左足のかかとで床を押すようにします。これでポーズが安定します。

⑤ ④のポーズのまま、30秒くらいキープしましょう。左手は、ぴんと天井に向けたまま。目線は、伸ばした左手の先を見つめます。

⑥ 姿勢を元に戻します。息を吸いながら、かかとの裏で床を押して、腕の伸びを維持したままで行いましょう。続いて、足の位置を逆にし、左側も同じように行います。

三角のポーズは、体の代謝をよくし、循環を活性化してくれます。12日間ダイエットでは、バナジウム水がその役割を担っていますが、それをさらに高速かつピカピカにお掃除してくれるのが、このポーズになります。

リンパや血液の循環が高まると、肌ツヤがよくなります。正しいポーズで継続してやれば、若返ったような体と心が手に入ることでしょう。

多少きついポーズをキープするので、無理は禁物です。できる範囲の姿勢で、できる範囲の時間にとどめて、習慣としていってください。

心身が安らぐ「太陽礼拝のポーズ」

太陽礼拝もヨガの中では有名なポーズの1つですが、動きの一連の流れは、複雑かつ長くなっています。

こちらも動画等を参考にしながら練習して覚えていきましょう。

ここでは、簡単に流れを紹介します。

① リラックスした状態で真っすぐ立ちましょう。両手を胸の前で合わせて祈るようなポーズになります。

② 息をゆっくりと吸いながら、両手を天井に向け、上げます。手は合わせたままです。このときのポイントは、両足で地面を押すこと。体が上へと伸びていくイメージで、視線は手の先にある

天井を見つめます。

③　今度は、息を吐きながら上体を屈め、立ち前屈のような姿勢を目指します。両足の横に両手を置くようにしましょう。痛くて手が届かないときは、ひざを曲げてもかまいません。

④　さらに、息を吸いながら、屈めていた上体を起こします。指先は床についたまま、背中が丸くならず、なるべく平らになるよう意識してください。目線は前を向きます。

⑤　続いて、腕立て伏せに近いポーズを目指します。息を吐きながら、片足を後ろへ真っすぐ伸ばし、つま先を床につけます。さらに、息を吸いながら、目線を前に戻し、息を吐きながら、もう片方の足も同じように後ろへ。

⑥　つま先と両腕で体を支える腕立てのポーズになれました。このとき注意したいのは、全身がぴんと一直線になれていること。背筋や足が伸びているのを感じましょう。また、腕が肩幅より外を向かないようにしてください。両肩と同じくらいの幅で床に手をつくようにしましょう。この姿勢で息を吸います。

⑦　息を吐きながら、腕を曲げて体を床につけます。体を支えるのは、あご、胸、両手、両膝、両つま先の8点です。膝と足指は揃えましょう。

⑧　体を床につけてうつ伏せになったら、今度は息を吸いながら、上体を持ち上げ反らしていきます。手は、床についたまま、背筋を鍛えるようなポーズです。視線は、斜め上を見ましょう。

⑨　今度は、腰を体の中で最も高くするポーズです。息を吐きながら、つま先を立て、腰を持ち上

げていきます。足は肩幅くらいに開いておくといいでしょう。腰が上がるにつれ、かかとを床につけていき、背中はしっかり伸ばします。顔は、下を向けておきましょう。これは、犬のポーズとも呼ばれています。

⑩ この状態から、今度は、息を吸いながら、前へ足を進めていきます。再び前屈姿勢へと戻っていくかたちになりますね。背中は、なるべく平らを意識し、視線は前。膝は、曲げてもかまいませんので、背中とお腹は伸ばし、指先が床につくようにしましょう。

⑪ 息を吐きながら、上体を曲げ、お腹と太ももに近づけていきます。手は、両足の横に置きたいですが、難しい場合は膝を曲げてもかまいません。首に力が入らないよう注意してください。リラックスです。

⑫ 息を吸いながら、両手を天井に向かって上げていき、手のひらを合わせます。これは先ほどの②のポーズです。視線は天井へ。

⑬ 息を吐きながら、手を合わせたまま、胸の前まで下ろします。肩の力を抜き、背筋は伸ばしたまま立ってください。最初のポーズに戻りましたね。これで終了です。

このように説明だけ書くと、とても複雑のように見えます。流れは長いですが、時間をかけるだけの効果があるので、ぜひ時間のあるときに実践してください。

ダンスを覚える感覚で、少しずつでいいので、流れを体に浸透させていってください。

太陽礼拝は、体を眠りから覚まし、柔軟性や基礎代謝をアップさせてくれます。

また、爽快感を与えてくれ、モヤモヤやイライラを取り除いてくれる効果もあります。

12日間ダイエットとの相性が抜群なのはここです。食事を制限していて食べたい欲求に駆られているとき、太陽礼拝をするとアラ不思議。食欲が抑えられスッキリした気分になれますよ。

すべてを融合させて効果を加速

ヨガにはまだまだたくさんのポーズがありますが、まずは12日間ダイエットとマッチしやすい、今紹介した3つのポーズを実践していってください。

スムージー、ゲルマニウム温浴、バナジウム水、これら3つのアイテムにヨガを加えて、よりダイエットの効果を加速させましょう。また、ダイエット後にも気軽にヨガを実践して、デトックスや代謝アップの効果を高めてください。

ヨガと12日間ダイエットに関するメモ

- 赤ちゃんのポーズ……整腸作用＝スムージーとゲルマによるデトックス効果の効率がアップ！
- 三角のポーズ……体の代謝力が上昇＝バナジウム水による体の循環がより高速に！
- 太陽礼拝のポーズ……トータルケア＝心と体のバランスが整いモチベーションキープ！

おわりに

12日間ダイエットは、単なる痩せるための方法ではありません。人生の長い健康と美容を約束させるための方法です。

ダイエットのすべてが本来そうあるべきなのですが、いつからか体重が減ることだけに注目と評価が集まってしまい、より減量が見込めるダイエットほど人気を博すようになってきました。

「○kgの減量に成功」というように、実績を数値として伝えられるほうがダイエットの性能を感じることができるので、こういった価値観が植えつけられていったようにも思います。

もちろん、体重が減って痩せることは大切なことです。それが達成できなかったらダイエットとは呼べませんよね。

しかし、減量だけを追い続けた先に待っているものは、決してすばらしいものではありません。最適な体重からかけ離れた低体重を維持しようとすると、途端に体調不良になりやすい体質となってしまいます。また、絶食やファスティングなどの短期間ダイエットで無理をして痩せた場合は、ダイエット後に反動で一気にリバウンドしてしまうこともよくある失敗談です。

ダイエット後も健康を維持でき、なおかつ落ちた体重を容易に維持できるものこそ、真のダイエット。これまでいくつものダイエットに挑戦しては玉砕してきた私が至った結論です。

その意味において、12日間ダイエットは、真のダイエットといえるでしょう。

12日間ダイエットに挑戦した方の多くは、その後、次のような感想を話してくれます。

「ダイエットが終わった後、付合いでつい食べものやお酒をたくさん摂ってしまい、体重が増えてしまう。でも12日間で学んだことを活かせば、すぐに元に戻すことができる」と。

結局のところ、ダイエットは、人任せの受動的な姿勢では一時的には減っても長期的には成果が出ないのです。自分で考え、工夫し、バランスを整えながら生活を送っていくポジティブな姿勢を築かないといけません。

12日間を通して健康管理の意識を180度変え、太りにくく、不健康にもなりにくく、丈夫で見映えのいい、トータルで見て理想の体を手にすることが、このダイエットプログラムの本質です。

これらが本書を通して理解してもらえたなら、それ以上のことはありません。本書を参考にして、ぜひ12日間のダイエットに挑戦してみてください。

実際、12日間ダイエットというのは、健康を持続させるための基礎的な要素がたくさん含まれています。体重計に毎日乗るとか、食事の量をセーブするといったものがそれです。

12日間ダイエットの真髄を知って、「え、これをしてるだけでいいの?」と拍子抜けした方もいらっしゃるかもしれません。しかし、これら基本的なことすら実践できておらず、体を見直すことなく不摂生を続けている方が多いのも事実です。

なぜ、当たり前のことができないのか。

習慣づけることができていないからです。歯を磨くのと同じような感覚で体重計に乗れば、何のことはありません。とにかく習慣にすること。これが体重を減らし、維持させるためのテクニックです。

そして、それを実現してくれるのが、12日間ダイエットというわけです。

理想的な体になれば、人生が「美しく」「豊かに」「楽しく」なります。

私は、かつてデブだったという話は、本書でも何度か触れました。

痩せた今と、デブだった昔。比較してみて何が違うかといえば、仕事のパフォーマンスが上がりましたし、周りの見る目も変わりました。心に余裕ができて、いろいろなことが楽しいと思えるようになりました。

何より、娘たちに「トトロ」と呼ばれなくなり、「パパ、お腹重くないの？」と心配されなくなったのは大きかったです。

やはり、太っていると、体調を崩しやすかったり、疲れやすかったりするものです。周りにも余計な心配や気遣いをかけてしまっていたなと、今になって深く実感しています。

そういった周りの不安を取るためにも、すべての人たちが健康で理想的な体を手にするべきだと私は考えています。

そして、そのお手伝いをする運命を背負っているのだと思い、日々12日間ダイエットを広めるサポートを続けている次第です。

本書を通して、あなたの健康管理の意識が変わり、12日間ダイエットを実践し、理想的な体重を手にすることができれば、本書の目的は達成されたことになります。

ぜひぜひ、12日間ダイエットにチャレンジしてください。

「自分の力だけでできるだろうか」と不安に思ったら、いつでも私たちに声をおかけください。

治療のプロが誠心誠意、あなたのダイエットを支援します。

この後のページに「12日間ダイエットプログラム実施店一覧」を掲載しています。最寄りの実施店にお問合せいただければ、手軽に12日間ダイエットを開始でき、なおかつ来院しての施術を受けることも可能です。

オーダーメイド式に、挑戦者の方に合った最適なプログラムを提供することが私たちの役目であり、強みです。

ダイエットだけを実践してもいいのですが、手技も併用することで、より健康で、太りにくい体を手にすることができるでしょう。

12日間ダイエットを通して、あなたの人生がより美しく、豊かに、楽しくなることを願って、筆をおきます。

ここまでお読みくださり、ありがとうございました！

中村　啓紀

12日間ダイエットプログラム実施店一覧①
（一般社団法人 ASIA 美痩普及協会加盟店）

	治療院名/法人名	代表者名	電話番号	郵便番号
			住所	
1	岡谷市民整骨院	中村 啓紀（なかむら ひろき）	0120-972-534	394-0028
			長野県岡谷市本町 2-6-33	
2	おおば整骨院	大庭 剛（おおば ごう）	04-2921-6767	359-1141
			埼玉県所沢市小手指町 2-18-16	
3	さくら整骨院	関野 潤（せきの じゅん）	048-653-4489	331-0825
			埼玉県さいたま市北区櫛引町 2-341	
4	たつざき整体院	達崎 友希（たつざき ゆうき）	0120-671-971	252-0124
			神奈川県相模原市緑区田名 2180-10	
5	せき接骨院	関 博和（せき ひろかず）	0266-23-1252	394-0002
			長野県岡谷市赤羽 2-3-34	
6	美容整体サロン Dearbody	小泉 久美子（こいずみ くみこ）	050-3578-4107	259-1131
			神奈川県伊勢原市伊勢原駅近く	
7	こころ整骨院	長野 真男（ながの まさお）	0942-77-6966	830-1224
			福岡県三井郡大刀洗町鵜木 54-1	
8	健美整体院	山崎 幸子（やまざき さちこ）	090-8326-0366	399-0428
			長野県上伊那郡辰野町伊那富 2802-6	
9	川越中央整骨院	棚澤 政勝（たなざわ まさかつ）	049-226-3912	350-0041
			埼玉県川越市六軒町 1-14-2	
10	西所沢駅前接骨院	小野澤 良太（おのざわ りょうた）	04-2935-4990	359-1144
			埼玉県所沢市西所沢 1-12-4西所沢駅前ビル 3F	
11	すこやか整体院	山田 真人（やまだ まさと）	0438-23-7721	292-0053
			千葉県木更津市永井作 1-2-6	
12	西山接骨院	西山 毅治（にしやま たけはる）	0586-24-7777	491-0861
			愛知県一宮市泉 2-5-5	
13	城南明接骨院	山田 訓央（やまだ のりお）	0761-24-2747	923-0941
			石川県小松市城南町 145-1	

12日間ダイエットプログラム実施店一覧②
（一般社団法人ASIA美痩普及協会加盟店）

	治療院名/法人名	代表者名	電話番号 / 住所	郵便番号
14	株式会社モン・スターズ		03-6273-2261	162-0065
			東京都新宿区住吉町1-13 プリンスハイツ曙橋801	
15	つちや整骨院	土谷 修一（つちや しゅういち）	022-381-0074	981-1224
			宮城県名取市増田7-14-5	
16	そよかぜ接骨院	岡本 如弘（おかもと なおひろ）	04-7157-3982	278-0026
			千葉県野田市花井266-2 K-Forum Bld.2号室	
17	美健整体ラボB−Style:	木下 大輔（きのした だいすけ）	0265-48-0546	395-0152
			長野県飯田市育良町1-21-7 レガーロタケイ2階	
18	花の木整骨院	高山 雅樹（たかやま まさき）	0285-53-8844	329-0518
			栃木県下野市花の木2-5-13	
19	もみのき整骨院	岡崎 健太郎（おかざき けんたろう）	045-568-2687	241-0816
			神奈川県横浜市旭区笹野台1-7-28	
20	えじり整骨院	江尻 茂光（えじり しげみつ）	045-573-9322	230-0001
			神奈川県横浜市鶴見区矢向5-14-3 1F	
21	絆鍼灸整骨院	幸喜 正寛（こうき まさひろ）	072-812-3752	572-0028
			大阪府寝屋川市日新町6-3 メゾン・フローラ	
22	なかむら整骨院しせい本舗	中村 彰宏（なかむら あきひろ）	079-298-2313	670-0084
			兵庫県姫路市東辻井3-3-18	
23	アダチ鍼灸接骨院	安達 友昭（あだち ともあき）	0567-26-0014	496-0046
			愛知県津島市柳原町4-7-4	
24	Celeb整体院	石井 和幸（いしい かずゆき）	080-2065-5844	959-1246
			新潟県燕市新栄町69	
25	やまの整骨院	山野 優大（やまの ゆうた）	0968-57-9299	865-0051
			熊本県玉名市繁根木311-18	
26	ヒーリング整体院梟の森	稲森 郁子（いなもり いくこ）	072-864-1414	573-1115
			大阪府枚方市東船橋2-151-3	

12日間ダイエットプログラム実施店一覧③
（一般社団法人ASIA美痩普及協会加盟店）

	治療院名/法人名	代表者名	電話番号	郵便番号	住所
27	ホームエステERI	廣木 江利子（ひろき えりこ）	0120-1933-50	310-0851	茨城県水戸市千波町 140 103号
28	アース整骨院	須永 雄一郎（すなが ゆういちろう）	043-256-4152	264-0032	千葉県千葉市若葉区みつわ台 4-17-18-B
29	さくら整体院／接骨院	島 伸夫（しま のぶお）	0572-44-7171	509-5141	岐阜県土岐市泉岩畑町 1-24
30	須坂接骨院	湯本 延人（ゆもと のぶと）	026-248-3721	382-0054	長野県須坂市高梨町 2515-13
31	株式会社YCO	山田 英和（やまだ ひでかず）	090-6524-7285	133-0061	東京都江戸川区篠崎町 1-11-5

	代表者名	電話番号	郵便番号	住所
32	宮坂 英吉（みやさか えいきち）	090-1663-2112	392-0022	長野県諏訪市高島 4-2711-A105
33	岩田 知恵子（いわた ちえこ）	0263-52-9639	399-0732	長野県塩尻市柿沢 834-2
34	吉野 まゆみ（よしの まゆみ）	042-782-1644	252-0102	神奈川県相模原市緑区原宿 3-3-25
35	笠原 良子（かさはら りょうこ）	090-4731-4512	394-0084	長野県岡谷市長地片間町 1-2-31

著者略歴

中村　啓紀（なかむら　ひろき）

1960年生まれ。長野県岡谷市出身。
一般社団法人ＡＳＩＡ美瘦普及協会代表理事。
株式会社プリンセスマーメイド正規代理店。
株式会社ＴＴＰコンサルティング代表取締役。
岡谷市民整骨院・岡谷市民整体院・岡谷市民美容整体院総院長。
柔道整復師。健康美容アドバイザー。

地元に治療院を開いて30年以上の実績を持つ。
施術家として多くの方を痛みから救う一方で、自身はタバコを止めたことをきっかけに大食漢となり、体重を15kg以上増やす事態に。このとき行った数々のダイエット経験から、痩せることの大変さ、健康でいることの大切さを痛感し、治療の一環としての健康的なダイエットの提案を広めるようになる。

12日間で美痩体型になるダイエットの本

2018年3月22日 発行　　2018年4月23日 第2刷発行

著　者　中村　啓紀

発行人　森　　忠順
発行所　株式会社 セルバ出版
〒113-0034
東京都文京区湯島1丁目12番6号 高関ビル5B
☎03（5812）1178　FAX 03（5812）1188
http://www.seluba.co.jp/
発　売　株式会社 創英社／三省堂書店
〒101-0051
東京都千代田区神田神保町1丁目1番地
☎03（3291）2295　FAX 03（3292）7687

印刷・製本　モリモト印刷株式会社

Printed in JAPAN
ISBN978-4-86367-408-0